FAST FACTS for THE OPERATING ROOM NURSE

Second Edition

手术室护士快速入门

（第二版）

手术室工作介绍和护理指导

［美］特雷莎·克里斯蒂力　著
Theresa Criscitelli

李　琦　董佩娴　杨丹丹　主译

U0381600

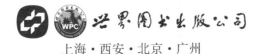

世界图书出版公司

上海·西安·北京·广州

图书在版编目(CIP)数据

手术室护士快速入门 /(美)特雷莎·克里斯蒂力著；李琦,董佩娴,杨丹丹译. —上海：上海世界图书出版公司, 2019.7

ISBN 978–7–5192–5773–6

Ⅰ. ①手⋯ Ⅱ. ①特⋯ ②李⋯ ③董⋯ ④杨⋯ Ⅲ. ①手术室－护理－基本知识 Ⅳ. ①R472.3

中国版本图书馆CIP数据核字(2019)第008895号

The original English language work:
Fast Facts for the Operating Room Nurse, 2e
isbn: 9780826140098
by Theresa Criscitelli EdD, RN, CNOR
has been published by:
Springer Publishing Company
New York, NY, USA
Copyright © 2018. All rights reserved.

译者名单

主　译　李　琦　董佩娴　杨丹丹

副主译　候丽琼　李　江　严　娟　全娅群
　　　　　何春霖　杨眉舒　简　宏

审　阅　李金召

译　者（按姓氏笔画排序）
　　　　　丁　娜　孔德铭　卢红红　包　娜
　　　　　刘灵芝　李志坤　李丽萍　李建龙
　　　　　吴海燕　何刘婷　陈　娅　邵　彬
　　　　　范　娜　罗　维　郑玉婷　饶永佳
　　　　　颜仲勤

作者简介

　　特蕾莎·克里斯蒂力在成为护理学博士之前，是一位在外科领域工作了26年的外科医生，她的职业生涯始于她获得外科技术专家认证之后，她所掌握的外科技能包括神经外科、骨科和心胸外科手术。她攻读护理学位的目的是为了作为护理倡导者来照顾患者，以促进患者的预后和康复，并期望在围手术期护理领域有所建树。她在围手术期护理工作中担任注册护士的职位，包括护士长助理、护士长、护理教育专家、围手术期护理教育主任、专业护理实践与教育主任助理。特蕾莎博士目前是行政管理副总裁助理，负责米诺拉纽约大学温斯洛普医院围手术期管理和护理服务。她也是纽约花园市阿德菲大学的兼职护理教授和纽约花园城纳苏社区学院外科技术项目的临床讲师，还与纽约大学温斯洛普医院的一个研究小组合作。

　　由于对护理工作的热爱，她几乎没有周末。她在期刊上发表了许多文章，并对国际上有关手术室护理的文献进行研究。同时，她负责管理手术室的学术奖学金，并与当地一所大学建立学术服务及伙伴关系，为大学四年级护理本科生提供关于手术室护理最有价值的经验。她的愿望是让新护士尽快适应围手术期护理的工作环境。

序言1

　　每隔十年,围手术期护理的环境就会发生显著变化,这就要求手术团队的成员保持不断更新和掌握最新的技能和知识。患者安全仍然是护理发展的基础,循证医学在此基础上不断发展,为围手术期实践的走向奠定了新的强有力的基础。在这个快节奏的环境中,全面评估外科环境和患者护理是必须的。因此,应该进行独特的、全面的、合乎逻辑的学习。此书对围手术期护士的继续教育来说是一本非常重要和全面的参考书,可以帮助所有外科团队成员提高技能和知识储备。

　　《手术室护士快速入门》是由特雷莎·克里斯蒂力编写的一本手术室工作介绍和护理指导的参考书,包含重要信息,易于阅读理解和实施。无论是手术室护士、外科技术人员,还是熟练的医疗保健提供者,均可使用本书来指导其手术实践。学习《手术室护士快速入门》的学生,也会发现这是他们接收教育过程中的宝贵资源。

　　本书的内容基于"术前准备""环境要求和操作注意事项"和"外科基础"三个关键主题。在关注患者安全并推荐围手术期实践的同时,还强调了巡回护士和器械护士所需的技能。该书简明扼要地解释了关于外科技术和患者护理实践的细节部分,并提供插图和图表,以循序渐进的方式进行学习。

目前的标准、指导方针和实践推荐，是围绕提供和促进患者在围手术期的安全性和卓越性。本书是每个外科手术人员，在制订围手术期计划时随手可用的重要资源。任何围手术期专业人员都会发现，这个更新版的内容对医疗环境批判性思维和临床推理能力的提高提供了宝贵的教育信息。

凯·鲍尔，PhD，RN，CNOR，CMSLO，FAAN
奥特本大学护理教授
曾任围手术期注册护士协会主席

序言 2

如今由注册外科技术人员（CST）所扮演的角色最初是由手术室护士扮演的。第一次世界大战、朝鲜战争和越南战争都是发生在相当短的时间内，这造成了对医疗专业人员的巨大需求。例如，第二次世界大战发生时，一战时的老兵依然需要照顾。妇女被排除在战场以外，是造成护士短缺的原因之一，医务人员在手术室里担任器械护士的工作。大约在朝鲜战争期间，医生已经陆续使用先进技术对患者进行处理，而不是护士。随着时间的推移，这个角色逐渐演变成了外科技术领域的内容。在20世纪90年代末，正式的以医院为基础的外科技术应运而生，这通常需要3～6个月的在职培训。在20世纪70年代末，外科技术人员的教育变得正式，社区大学也开始开设相关的培训课程。在此期间，"外科技师协会"（AST，又名手术室先进技术工作者协会）成立，并于1981年出版了第一期《外科技术核心课程》。

今天，外科技术工作是综合医疗卫生的一部分，CSTs与注册护士（RNS）、外科医生、麻醉医生和其他提供高质量护理的专业人员密切合作。

我十分期待由特雷莎·克里斯蒂力执手完成的《手术室护士快速入门》第二版，这部著作将会作为一个经验丰富的导师，指导学生、新护士和新CSTs在围手术期的护理工作。克里斯蒂力博士有一系列令人印象深刻的教育信息，帮助新手以及经验丰富的护士和CSTs在围手术期获得最佳指导。患者的安全性和围手术期评估是独特的，伴随着许多新的挑战。通过这本全面的参考书，能够从容地应对这些挑战，将有助于从业者的承诺、奉献和实现的成功愿望。我感谢克里斯蒂力博士给我这个机会，再次感谢她对围术期护理教育的贡献。

这是一本居于目前手术标准，内容组织严密且具有前瞻性的书，很适合成为你的口袋书。它将会教会你患者的安全护理、外科环境、批判性思维、应急事件的处理以及更多围手术期所要具备的技能。好好利用这本书，重视它，让它伴你左右。

卡罗琳·考夫曼，RN，CNOR
项目主任兼临床协员
外科技术
纽约州立大学拿骚社区学院

前　言

　　《手术室护士快速入门》可能是注册护士（RN）、注册外科技师（CST）或注册护士第一助理的完美伴侣。快速入门系列提供了必要的护理事实以及每天需要为每个患者提供的最佳护理措施。这本书把与手术室相关的知识压缩成一本口袋书。新注册护士来到手术室准备入职培训，她可以用这本书来更好地了解复杂的技能和应对的技巧，这些都以一种简单明了的方式呈现。有经验的护士也可以从这本书中获益。这些年来，许多护理实践都发生了变化，使护士难以跟上当前的发展。《手术室护士快速入门》第二版提供了最新的基于证据的临床实践所必需的信息。为什么要筛选多本教科书、文章和指南来找到您需要的信息？让《手术室护士快速入门》成为你的资源。虽然这本书不能包含所有的资源，但如果需要更深入的了解，可以通过本书的主题查阅其他资源，同时，还有很多优秀的资源可以提供更多的细节。

　　导师可以向他们的学生推荐这本书，提供一个基于事实为基础的方法给学生，并保证他（她）们能很好地完成护理工作。它也可以被新毕业生、新雇员、手术室护士使用，这对他们来说可能是一个新的临床环境。

　　这本书提供并强调了围手术期相关的安全标准和现有的知识内容。

该书分为四个部分，首先是关于你和你的手术患者准备。然后，它延伸到所有的护理实践，关于手术室的操作环境、设备和用品的处理。接下来的几章讨论外科手术和器械，其中对于术中使用的设备有很多内容需要了解。最后，额外为手术室考虑部分的内容，提供了其他重要的信息。

每一章介绍的概念和内容有明确的学习目标。快速入门提供了自我测评的版块，以帮助测评你对知识的掌握程度。这些版块还提供了关键的信息以方便查阅，这些表格允许被快速引用。因此，你可以在需要时快速地找到相关信息。此书简明扼要，使复杂的事实既可以被经验丰富的护士理解，也可以被新护士理解。

特雷莎·克里斯蒂力

致　谢

我要感谢我在写作过程中遇到的所有手术室的朋友和学生。特别感谢加里·谢尔博士,他陪伴我经历了许多人生大事,并一直在旁鼓励、引导我的人生观。我还要感谢CRCST的理查德·卡夫特,不仅因为他是一位很优秀的同事和朋友,还因为他拥有渊博的知识。感谢理查德首席执行官运用专业知识,并花费大量时间为本书创作照片。如果没有我丈夫佩里的爱和支持,这本书就不可能完成,他鼓励和陪伴我写作的每一步,是我最好的朋友。最重要的是,我要感谢我的两个孩子,沃尔特和本杰明,他们给了我无限的写作灵感。

特雷莎·克里斯蒂力

简　介

　　手术室是一个快节奏的、技术含量和科技含量较高的环境,围手术期注册护士(RN)必须能够快速反应,护理处于麻醉状态下的患者。手术室是一种特殊的工作环境,为外科手术患者提供最佳护理的场所,应该永远被护士视为一种荣誉。这就不仅要求护士具备基本的护理技能,还要具备无菌技术、外科专业知识、熟练掌握专业设备,这些技能都要在工作中不断学习。

　　手术室的工作充满压力、焦虑,意外事件也时有发生,有时甚至是泪水。然而,这些经历可以通过准备来减轻。因此,在这样一个令人紧张的环境中,培养和指导新手术室护士是非常必要的。所以,如果你不知道手术室护士的历史,你怎么知道未来的发展? 因此,了解手术室护士的历史可以帮助自我定位、有助于将来的发展。

　　在18世纪早期,手术室是一个患者与杂乱医疗用品共处的拥挤空间,这导致了高感染率的发生。在18世纪晚期发生了巨大的变化,手术室变成了独立的空间。在19世纪七八十年代,一个圆形空间可供人们观看手术,并成为富人的一种娱乐形式。

　　19世纪90年代,外科护士的地位不断提高,现在被称为"手术室护士"。外科护士接受了关于患者的术前准备、术中协助外科医生、急症手术和敷料的准备等方面的讲座。

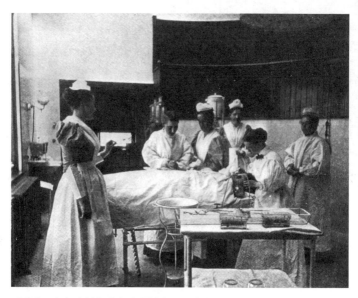

手术室：布鲁克林妇幼纪念医院（1898 年）
来源：US. National Library of Medicine. New Yook, NY: W. Abbatt.

外科医生意识到护士在手术室工作的重要性。了解手术环境、手术程序、仪器和敷料，是非常必要的。

随着时间的推移，在 20 世纪早期，人们对细菌和病毒的认识知之甚少，为了减少感染，护士们花费很多时间清洁、消毒器械及其他手术用品，以便重复使用。1918 年西班牙流感大流行期间，手术室开始使用棉质口罩。在此之前的手术，医生和护士只穿围裙，以保护他们的衣服或制服不被弄脏。每次使用后，长袍和手套都要清洗、消毒。

手术室工作服原本是白色的，代表着洁净，但到 20 世纪 60 年代，人们发现白色会引起外科医生的眼睛疲劳，便将它改成了绿色。此外，护士利用肥皂和水来清洗仪器，然后将其置于碳酸中浸泡，发现这样处理器械可以减少术后感染发生率。在 1960 年之前，缝合线是用羊肠或牛肠制成的，被称为"羊肠线"，当时最流行的方式是用手将线穿到空针上。

时代在变迁，现在手术室是一个高度限制的区域，有许多管理制度、措施和专业技术。对新手术室护士和经验丰富的专业人士来说同样有无数的学习机会。手术室工作涉及许多角色的跨专业合作模式。在RN的范围内,护士可以作为器械或巡回护士。

器械护士负责:

- 准备手术空间,包括维护无菌区域
- 将手术器械传递给手术团队
- 在无菌区域准备药物和其他物品
- 协助相关人员将术后患者安全转移到麻醉恢复室

在手术过程中,器械护士穿手术衣、戴手套,协助外科医生。经过认证的外科技术人员(CST)也可以充当器械护士的角色,并且在某些国家可以扮演巡回护士的角色。了解手术室关于每个角色的岗位职责是非常重要的。

巡回护士负责:

- 准备患者和手术室
- 协助患者摆放体位
- 协助麻醉医生
- 完成护理文书
- 为手术提供临时所需的物品

巡回护士与手术团队对患者负有不可推卸的责任,但是,巡回护士可以在很短的时间内离开手术室,拿取所需的物品。

手术团队的其他成员包括但不限于:

- 主治医生
- 其他外科医生
- 麻醉医生
- 麻醉护士
- RN第一助手
- CST
- 住院医生
- 医学院学生

- 医生助理
- 护士执业者
- 单位支持人员

重要的是要确切知道参加手术人员的名单，并尽量减少人员数量，因为，有时手术室会变得非常拥挤。

必须意识到手术并不总是在手术室进行。在过去10年中，越来越多的外科手术是在门诊护理中心病房进行的。此外，医生还在他们的办公室开设手术室，但必须严格遵守无菌技术，以防止手术部位感染。本书中的许多基本概念适用于不同的手术室环境。

围手术期注册护士协会（AORN）是国家级手术室护士团体组织。作为一个重要的国家级团体组织，其职责有以下几点：

- 关注当前问题
- 影响当地立法
- 保持与全国护士网的联系
- 参与教育

成为组织的一员很重要，在你的专业领域内进一步学习也同样重要。可以获得"CNOR"的专业护理认证，这是手术室护理的黄金标准。CNOR不是首字母缩略词，但它被认为是"一个独立的注册护士在术前、术中和术后为患者提供护理实践的金标准"。在完成至少2年或2 400 h的围手术期护理后，其中手术时间占了50%（1 200 h），可以通过参加考试获得CNOR认证。

获得认证的过程和成为国家认可组织（如AORN）的成员，令人兴奋，并支持RN在手术室中的实践。AORN的好处包括获得补助金和奖学金的机会，以及与世界各地其他手术室护士的联系渠道。当你开始成为手术室护士时，请记住不仅要了解自己所在机构的工作，还要了解本国乃至全世界的情况。

目 录

第四部分　其他注意事项

第一部分

术前准备

第一章

手术着装

每天,手术室的准备工作是从手术着装开始的。坚持特定的手术着装标准,对提高手术环境安全和确保清洁度是很重要的。工作人员应在靠近手术室的半限制区或限制区的更衣室里更换衣服,这可以防止手术着装的污染,并且减少与日常生活着装的接触或者和任何一个来自外部人员的接触。

在这一章的学习中,你将会了解到:

- 可以接受的着装?为什么?
- 不能穿的,为什么?
- 有关于微生物安全和传播的相关问题。

限制性区域

外科手术环境是一个实施人流量控制的区域,其监控内容涉及患者、家属、工作人员和材料,该区域对手术着装有严格要求。

限制区:这是一个仅限于特定人员和患者的区域,因为在这个区域建立了无菌区,且必须被监控。此外,这个区域还包含了一些设备,这些设备既精密又昂贵。如果建立无菌台,必须穿上刷手服、包裹头发、戴上口罩。限制区包括手术间和刷手区等。

半限制区:这是一个仅限于特定人员和患者的区域,不在此区域建立无菌区,但是,也必须穿上刷手服并包裹头发。半限制区包括物品存储区域、器械处理区域和生活区域等。

过渡区:这是一个与限制区和半限制区相邻的区域,工作人员可以穿着日常衣服进入,穿着刷手服出来,更衣室就是一个过渡区的例子。

被监控的非限制区:这是一个患者、家属、工作人员都可以允许进入的区域。工作人员着刷手服、患者着病患服、家属着日常衣服。被监控的非限制区包括术前等候区域和麻醉恢复室等。

刷手服

刷手服简介

- 刷手服由刷手衣和刷手裤组成。
- 刷手服的上衣应该系到裤子里去,以免皮肤细胞脱落。
- 腰带应系紧并塞到里面,以免来回摇晃污染无菌区。
- 刷手服应该由紧密编织的低纤维材料制成。
- 刷手服应该由防污渍、耐用、不易燃的材料制成。
- 不推荐羊毛材料,羊毛虽然可以起到保暖作用,但它高度易燃、易脱落、易积聚灰尘和皮肤碎屑,并含有水分。
- 一次性的刷手服是另一种可供选择的替代品,必须在一天手术结束后丢弃。
- 刷手服不宜过松或过紧,这样看起来更具有专业性。

刷手服的禁忌

- 刷手服不应该放在可能接触个人衣物、笔记本、食物或任何外来物品的柜子里。

　　■ 内衣的袖子和领口不能超过刷手服的袖子和领口。

　　■ 如果刷手服被污染或潮湿则不能再穿着,应及时更换避免接触病原体。

刷手服的洗涤

　　■ 刷手服的洗涤应该在具有医疗卫生认证的洗衣设备中进行(表1-1)。

　　■ 重要的是,要了解洗涤的类型、水温、洗衣皂的强度以及漂洗周期,这将确保与围手术期工作人员皮肤接触的刷手服是清洁的,并且没有微生物。

　　■ 随着耐药菌数量和存活能力的增加,家用洗衣设备可能将细菌或病原体转移到其他的纤维织物和其所承载的物品上。

速记

　　不推荐使用家庭式洗涤刷手服,请牢记,手术室是微生物传播和污染的来源。

表1-1　医疗保健机构认可的洗涤要求

周　期	温　度	时　间	功　能
洗涤	至少160 ℉(71℃)	至少25 min	机械化,加热,化学药品
含氯消毒剂或含氧漂白剂	135～145 ℉(57.2～62.7℃)	直到氯残留50～150 ppm(百万分之一)	机械化,加热保温,化学药品
漂洗	pH5～12	取决于生产商	中和碱性
干燥	至少180 ℉(82℃)	由纺织物决定	加热
熨烫	根据规定	由纺织物决定	加热

提问：为什么手术着装要通过被认证的洗涤设备来洗涤？

回答：它建立了质量控制和监测措施，并避免造成个人洗涤设备和烘干设备的污染。

头罩

头罩,如蓬松的帽子(图1-1),可以遮盖围手术期相关人员的头发。如果他们有胡须、络腮胡或是颈部毛发,必须遮盖起来。这将预防头皮上脱落的头发或其他部位脱落的皮肤细胞污染手术环境。头罩应该每日更换,如果头罩是由可刷洗的材料制成的话,每日必须用具有医疗卫生认证的设备进行清洗。

头罩的禁忌

■ 无檐便帽(图1-2)不推荐使用,因为不能很好地遮盖头发。

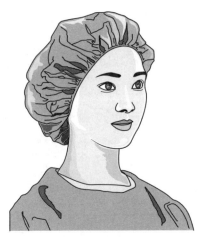

图1-1　蓬松帽子的款式

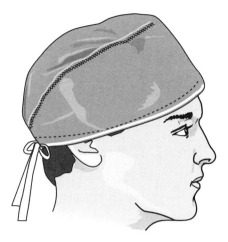

图1-2 无檐便帽的款式

■ 不使用让头发露出来的头罩。

■ 不要再次穿戴没有经过医疗卫生认证设备清洗过的头罩。

刷手服外套

刷手服外套应由与刷手服同样的材料制成,并限制在一天内使用。刷手服外套应该有长袖和纽扣,鼓励不刷手人员穿着刷手服外套,这不仅仅是因为手术室温度低,而且可以预防皮肤从手臂脱落,这也保护不刷手的每个人,防止液体或体液溅到他们裸露的手臂上。另一种选择是使用一次性的刷手服外套,也是在一天手术结束后丢弃。

刷手服外套的禁忌

■ 不要穿着羊毛材料制成的刷手服外套。

■ 刷手服外套不可以用家庭式洗涤设备洗涤。

■ 不要解开刷手服外套的纽扣,以免外套边缘来回扇动污染无菌区。

> **提问：**如何穿着刷手服外套？
>
> **回答：**刷手服外套应该扣紧纽扣、手腕袖扣，每日一换。

鞋子

在手术室穿着的鞋子只能在该环境里穿。任何人不可以穿着同一双鞋子到手术室以外的地方或是在家里，穿着这些鞋子到其他地方，将会把微生物和医疗碎屑向外传播，同样也会把外面的微生物和碎屑带到手术室。鞋子应该是不露趾和后跟、有低跟、鞋底由防滑材料制成，可以避免滑倒或跌绊。鞋子的顶部不能有破洞或是透气孔，这样可以防止血液、体液、液体飞溅或是利器穿透围手术期相关人员的皮肤。

鞋子的禁忌

- 不能穿着布鞋进手术室，因为它们易于被液体穿透。
- 不能穿着没有安全背部的木屐，因为有可能被绊倒。
- Crocs™（洞洞鞋），尽管很时尚，但也不能穿着，因为缺乏支撑作用且顶部有孔。

鞋套

鞋套有不同的长度，有仅覆盖鞋子的、有覆盖到膝盖的。鞋套由防水材料制成，这样可阻止液体的渗透和吸收。当外科手术可能导致大量的液体流出时，建议使用鞋套。任何在医院和医疗机构外穿的鞋子，都应该套上鞋套。

鞋套的禁忌

- 鞋套不应该穿到医院过渡区以外的任何地方。
- 当鞋套有明显的污渍或被液体浸透时,应更换。
- 不可以徒手脱去鞋套,丢弃鞋套时必须戴上手套。

珠宝类(装饰品)

装饰品,包括但不限于耳环、项链、手表、手镯、手链和体环,由于污染的风险很高,不应该在手术室佩戴。躲藏在珠宝裂缝和腔隙中的细菌,可以在医疗环境和患者中传播。另一个是安全问题,因为饰品有遗留在设备、织物或患者身上的风险。

速记

研究表明,佩戴饰品的皮肤表面,其细菌数是未佩戴饰品的9倍。

听诊器

对于一些手术室工作人员来说,听诊器是必不可少的,但是它不应该挂在脖子上,在不同患者之间使用时必须清洁。它是无生命体,通过间接接触传播病原体。

身份识别卡

所有的工作人员都应该佩戴身份识别卡,以确定他们是否被允许进入手术室,甚至是医院。这种做法将有利于营造一个良好的医疗环境,制止那些没有授权的访客进入。供应商和访客可以提供一个仅有一日有效期的通行证,或者是使用自动化的识别卡,这个终端将会检索到供应商的凭证和健康记录,然后打印出身份证明。

一日身份识别卡应该包含：

- 日期
- 时间
- 照片
- 公司信息
- 名字
- 允许进入的区域

私人物品

所有带入手术室的私人物品必须经过低水平消毒剂消毒，且不应该放到地上。如果物品不容易或不可以使用消毒剂消毒，又是手术必须物品，那么，当物品进入手术室时必须放在清洁的塑料袋里面。

私人物品包括：

- 公文包
- 背包
- 电话
- 笔记本

口罩

外科口罩可以保护患者和围手术期工作人员避免暴露于细菌中，戴外科口罩可以预防直径大于 5 μm 的飞沫被吸入或是呼出。

- 口罩应该遮住口鼻
- 口罩系带系在头和脖子后面
- 口罩应该足够紧，以免侧边留有缝隙
- 口罩不应该戴在脖子上或是挂在脖子上
- 手术结束后应将口罩移除并更换
- 如果口罩有潮湿或被污染，必须更换
- 在更换口罩后应该用肥皂和流动水清洗双手，防止污染

由于保护眼睛的需要，一种带有液体防护盾的口罩

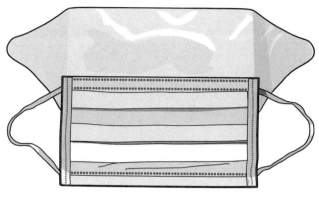

图1-3 液体防护盾的口罩

（图1-3），可以在每次手术结束后取下防保盾。它也可以保护面部周围的皮肤。

感染控制要点

必须离开手术室的外科人员，会被要求穿上一件外出服，该规定由感染控制部门进行监管。去病房、食堂或是医院内其他部门的医护人员，必须穿上外套。

如果外科手术人员需要去另一个医疗机构，他们必须换上外出服，并在下一个机构更换干净的手术服，这将可以防止病原体的传播。

第二章

术前注意事项

对于手术患者来说，术前是一个重要的时期，确保患者身体和心理已经做好接受手术的准备。做好术前准备的患者往往有更好的就医体验且预后较好。如果外科手术是有计划的，而且不紧急，术前准备这段时间可以对患者进行教育、信息收集和详细规划。

在这一章的学习中，你将会了解到：

- 手术患者的术前注意事项。
- 如何进行术前评估。
- 重要的监测与管理要求。
- 手术患者的术前保暖。

第一步：术前淋浴

医疗保险和医疗补助服务中心，采用了2008年生效的拒绝报销手术部位感染（SSIs）的条例。因此，要求手术患者应该在手术前一晚或是术日早晨进行淋浴或是盆浴。这包括使用2%或4%葡萄糖氯己定来减少患者身体表面的病原微生物，最终达到减低细菌数量和降低手术部位感染的目的。为了方便不能起床的患者，可以使用含有2%葡萄糖氯己定一次性免冲洗湿巾,这些湿巾可以用于擦拭皮肤表面且允许在皮肤表面干燥。

患者准备

- 用肥皂水清洗;
- 用2%或4%葡萄糖氯己定肥皂清洗;
- 颈部以上、外阴部或黏膜部位不可以使用葡萄糖氯己定肥皂;
- 用干净毛巾擦干;
- 穿上清洁的衣服,使用清洁的床单;
- 沐浴后不要在身体上涂抹任何乳液、香体剂、粉剂、香料或香水。

术前用药

根据手术类型和患者的既往史,可为麻醉医生和手术医生提供用药依据。这些都是用来预防手术部位感染的抗生素或者手术前使患者放松的镇静剂。

抗生素

在手术切皮前1 h内应预防性使用抗生素,抗生素的类型通常是基于患者的手术类型。故称为基于手术的抗生素,在麻醉结束24 h后就停止了,除非外科医生提供了继续使用的理由。

常用的术前抗生素有:

- 头孢唑啉
- 克林霉素
- 万古霉素(将在较长的一段时间内给予)

镇静剂

在手术前可以给予镇静剂,以使患者放松。如果确定使用镇静剂,基于药物的不同,必须进行额外的监测。因此,如果患者使用镇静剂后,可能不能步行入手术室。

常见的镇静药物有:

- 安定(地西泮)
- 咪达唑仑
- 羟嗪

患者识别

无论何时接触患者,必须进行外科手术患者身份识别,即使你知道患者是谁,也必须使用两种识别方式,这两种识别方式由医疗机构决定。

患者识别方式有:

- 姓名
- 出生日期
- 病案号

术前问题

完成一个较为深入的护理评估是很重要的。对手术患者的询问应该以一种不具威胁、冷静和简洁的方式进行。对于任何有矛盾或问题的部分,必须花时间调查。护理评估和文件的组成部分可能因医疗保健机构而不同。

常见的组成部分:

- 禁饮禁食状态
- 过敏史
- 体格检查
- 用药史

- 手术史
- 心理社会史
- 目前服用的药物/植物补充剂[①]
- 骨骼和骨骼局限性
- 隐形眼镜、珠宝、体环、体内填充物、假牙
- 疼痛评估

速记

提问：如果患者告诉你他在术日早晨吃了少量的米饭，你该怎么办？

回答：询问患者什么时候吃的，并告诉麻醉医生和外科医生，可能要延迟手术。

植物补充剂可能引起：
- 加重出血
- 与其他药物相互作用
- 增加镇静效果
- 增加心血管疾病的风险

一些增加出血的植物补充剂：
- 银杏
- 大蒜
- 人参
- 鱼肝油
- 当归
- 野甘菊

术前宣教

术前宣教必须根据多方面因素做到因人而异：

---

① 植物补充剂和药物一样有效，很多时候在患者评估中没有被提及。

- 年龄
- 教育水平
- 文化信仰
- 宗教信仰
- 精神心理状态

在着手处理患者的护理方案时,解决来自家庭的问题也很重要:

- 向患者描述即将要发生的事情以及手术后的感受;
- 讨论手术时间和术后恢复的时间;
- 减轻焦虑或恐惧;
- 说明术后疼痛和药物治疗的期望值;
- 回答所有的问题。

速记

如果患者表达了与手术治疗有关的、对死亡的恐惧时,建议在将患者带到手术室前与主治医生沟通,医生可以在患者进行手术前,再与其讨论这个问题。

实验室工作

在不同的机构中实验室工作也会有所不同,并取决于很多因素,如:

- 患者年龄
- 患者性别
- 手术方式
- 医生
- 健康史
- 手术史
- 治疗史

表2-1列出了成人的常见实验室检验结果。每个实验室检验结果的范围可以根据年龄、性别和医疗设施的建议而有所不同。

表2-1 成人常见实验室检查		
检 查 项 目	缩 写	一般正常范围
红细胞	RBC	$4.2 \sim 5.5 \times 10^9$/L
白细胞	WBC	$4 \sim 11 \times 10^9$/L
血红蛋白	HGB	$12 \sim 18$ gm/dL
红细胞压积	HCT	$37\% \sim 47\%$
血小板	PLT	$140 \sim 440 \times 10^9$/L
凝血酶原时间	PT	$11 \sim 14$ s
部分凝血活酶时间	PTT	$18 \sim 41$ s
国际化标准比值	INR	$0.8 \sim 1.2$
血小板	PLT	$140 \sim 440$
钾	K	$3.5 \sim 5$ mmol/L
钠	Na	$135 \sim 145$ mmol/L
氯	Cl	$100 \sim 106$ mmol/L
葡萄糖	GLU	$70 \sim 110$ mg/ml
肌酐	CR	$0.2 \sim 0.9$ dL
二氧化碳	CO_2	$24 \sim 30$ mmol/L
血尿素氮	BUN	$8 \sim 25$ mg/100 ml
地高辛	DIG	$0.8 \sim 2$ ng/ml

知情同意

根据法律规定,实施外科手术的医生必须获得患者的知情同意。这意味着患者必须了解手术的风险、益处和可供替代的选择方案。患者应该有时间提问,并确定什么是最佳的选择。

为了签署手术同意书,患者则必须具备以下条件:

■ 年满18岁或18岁以上;

■ 未因残疾或药物而精神受损;

■ 如果未满18岁，父母通过法院授予其权利的未成年人（每个州都有特定的解决法规或程序规则）。

如果患者不能签署手术同意书，有资格签署的人是：

■ 近亲，可以是配偶、成年子女或成年的兄弟姐妹；

■ 有授权书或医疗委托书的人；

■ 对于未满18岁的孩子，其父母或是法定监护人。

速记

委托书是他人代表患者做出决定的合法许可。医疗保健代理授权指定的人，在患者丧失能力的情况下代表患者采取行动。

通用协议

联合委员会要求所有经过认证的医院，移动护理和简易手术室均使用通用协议（UP）来防止错误的部位、错误的手术和错误的患者。

1. 术前核查

所有重要的文件和研究都可使用，并且在手术开始前已经再次检查过。在这时，必须处理好所有缺失或有争议的信息，外科手术团队的所有成员必须同意：

■ 正确的患者

■ 正确的手术方式

■ 准确的手术部位

■ 对患者和手术过程的关注点是正确的

■ 如果要使用植入物，须是手术室里可供使用并且正确的

■ 医疗计划，包括麻醉计划、失血量和患者可能发生的任何情况

2. 部位标识

这是为了清晰地指出预期的切口或插入点。包含医生标识的、不能擦掉的标记,在患者被覆盖后仍清晰可见,必须完成部位标识的情况如下:

- 左右区别
- 多结构,如手指、脚趾
- 在脊柱外科的多层面

3. Time Out暂停(在手术室进行)

这是最终的核查,所有的手术团队成员必须暂停活动,并参与其中,核查内容包括:

- 正确的患者
- 正确的手术方式
- 正确的手术部位

术前保温

预防围手术期低体温是很重要的,当体核温度低于36.0℃时易发生低体温。因此,保持患者的体温正常是可取的。正常体温是指体核温度在36.0～38.0℃。

术前为患者进行至少15 min的预加温,可以在手术过程中防止体温降低。

需要术前预加温的患者包括:

- 新生儿和婴幼儿
- 老年人
- 低体重患者
- 代谢性疾病患者
- 服用抗精神病药或抗抑郁药患者
- 在手术过程中,使用气压止血带的患者
- 开放性手术患者

完成预加温需要：

- 提供一条保温毯
- 提供隔热反射毯或头部覆盖
- 确保环境温度在23℃以上
- 使用强制热空气变暖装置（使用最广泛的方法）
- 静脉输液、输注血液或血制加温输注。

速记

提问： 在护理老年人、患糖尿病的低体重患者时，有哪些途径可以预防计划外的围手术期低体温的发生？

回答： 提供保温毯，使用强制热空气变暖装置，确保环境温度至少在23℃以上，使用隔热反射毯或头部覆盖，并且在静脉输液、输血或血制品时加温。

参考文献

Giuliano, K. K., &Hendricks, J. (2017). Inadvertent perioperative hypother-mia: Current nursing knowledge. AORN Journal, 105(5), 453-463.

第三章

患者体位

外科手术团队负责患者体位的摆放，以免对患者和外科手术团队造成不必要的损伤。了解体位摆放的目标、体位对生理的影响以及用于体位摆放的设施和设备是很重要的。

在这一章的学习中，你将会了解到：

- 体位摆放的目的。
- 体位摆放造成患者损伤的风险。
- 体位安置的设施及设备。
- 协助摆放体位的仪器和设备。
- 运用人体工程学的知识自我保护免受损伤。

安全、有效的体位摆放原则

有效的患者体位摆放总体目标是：

- 防止皮肤破损和神经损伤
- 保持呼吸和肺功能
- 提供最佳的手术视野

摆放患者体位时引起损伤的危险因素有：

- 体重处于极端值

- 营养不良的患者
- 糖尿病
- 有不良生活方式（例如，吸烟）
- 老年人（≥70岁）
- 周围血管性疾病
- 遗传性周围神经病
- 解剖改变（例如，关节活动受限）
- 手术持续时间超过4 h

安全体位安置的一般指导：

- 提供充足和最佳的手术视野
- 确保静脉通路通畅和其他监测设备正常
- 检查和再检查体位贯穿整个手术过程
- 避免过度的压力，以免影响血液循环
- 根据制造商的说明书使用体位摆放装置

常见的体位摆放造成的损伤有：

- 周围神经的过度伸展或压迫，导致暂时性或永久性的神经损伤
- 由于持续压力得不到释放或者不能承受增加的压力而导致的皮肤损伤

速记

压力低至23～32 mmHg会破坏正常组织，相当于一个1英寸（1英寸=25.4 mm）的立方体压在一个患者身上的压力。想想它的重量是多么的小，但是就这么小的压力仍然可以对正常组织造成损伤。

为患者提供避免压力性损伤的特殊措施

减少骨突处的压力是非常重要的。当为患者摆放体位

时,根据患者的需要选择和利用这些设备保护和减少压力的产生,可以通过使用以下设备来完成:

- 由干聚合物弹性体制成的凝胶产品
- 液体填充体位垫
- 减压和再分配设备

标准手术体位

外科手术体位有很多,它们取决于手术类型、外科医生的喜好、麻醉的需要以及患者的限制因素。为了手术的成功,以下部分将介绍标准的常见的手术体位和必要的注意事项。

仰卧位(背卧位)

患者背部向下,手臂放置在托手板上或者必要时放置在身体一侧(图3-1)。当手臂伸展到托手板时,患者的掌心向上,手指伸直。当手臂放置身体一侧时,手臂处于中立位置并且掌心向内。

该体位常适用于:

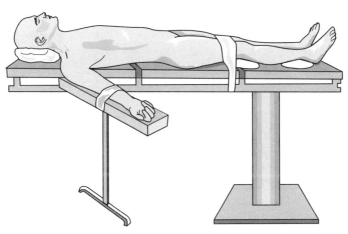

图3-1 仰卧位

- 腹部手术
- 心胸外科手术
- 颈部和头部手术

仰卧位常见皮肤受压部位有：

- 枕部
- 肩胛骨
- 肘部
- 脊柱
- 骶骨部
- 尾骨
- 脚踝

仰卧位常见的神经受损部位有：

- 臂丛神经
- 尺神经

用于仰卧位的固定装置有：

- 约束带位于膝盖以上2英寸处；
- 手臂外展小于90°，掌心向上；
- 用束手带将手臂固定在托手板上；
- 头下放置头垫。

速记

提问：在为患者摆放仰卧位时，你可以使用的设备和仪器有哪些？

回答：安全带、托手板、吸水被单、约束带、头垫、硅胶体位垫。

俯卧位

患者的腹部向下，手臂放在托手板上或放在身体两侧（图3-2）。该体位可以拉伸或改变成弯曲的体位（Kraske）

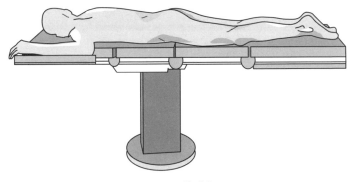

图3-2 俯卧位

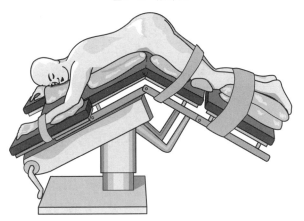

图3-3 Kraske卧位

（图3-3）。

该体位常用于：

■ 背部手术

■ 直肠手术

俯卧位常见的皮肤受压部位有：

■ 面颊部

■ 眼睛

■ 耳朵

■ 胸部

■ 外阴部

- 髌骨
- 脚趾

俯卧位常见的神经受损部位有：

- 臂丛神经

用于俯卧位的定位装置有：

- 约束带位于腘窝以上2英寸的位置；
- 手臂外展小于90°，掌心向下；
- 束手带固定手臂；
- 头部放置头垫。

俯卧位的其他安全注意事项：

- 由于压力的增加而引起眼睛的损伤；
- 支撑胸部和盆部，防止腹部受压和呼吸困难。

截石位

患者取仰卧位，双腿分开并放置在马镫上（图3-4），双臂放置在托手板上或身体两侧。

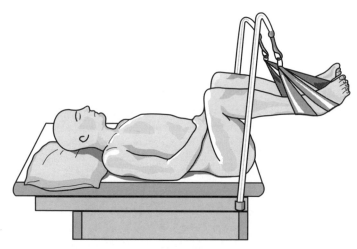

图3-4　截石位

速记

重要的是要记住,在截石位时,如果患者的手臂必须放在两侧,当手术结束降低手术床或手术床复位时,谨防手指被压伤,必须观察和保护手指!

该体位常用于:
- 妇科手术
- 直肠手术
- 泌尿外科手术

截石位常见的皮肤受压部位有:
- 足跟
- 脚踝
- 膝盖

截石位常见的神经损伤有:
- 腓神经
- 坐骨神经
- 隐神经

用于截石体位的定位装置有:
- 约束带位于膝盖以上约2英寸处
- 手臂外展小于90°,掌心向上
- 手腕带固定手臂
- 头部放置头垫
- 马镫
- 硅胶体位垫放置于骶骨处

取截石位时,使用马镫类型取决于手术类型和外科医生。它们应该放置在相对应的高度。双腿应该被举起,然后慢慢地放在马镫上。截石体位分4个阶段:
- 低位

- 标准体位
- 高位
- 超高位

马镫的类型（表3-1）包括：

- 脚踝（拐杖形状；图3-5）
- 靴形（图3-6）
- 膝部支撑（图3-7）

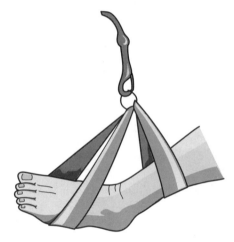

图3-5 脚踝马镫

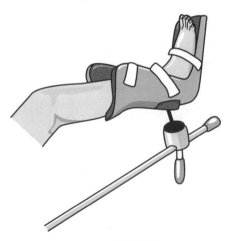

图3-6 靴形马镫

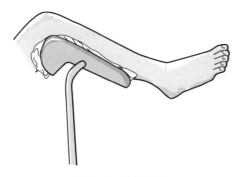

图3-7 膝部马镫

表3-1 马镫的注意事项

马镫类型	配 置	关注部位	可 导 致
脚踝	用双吊索固定悬吊住脚	小腿和膝部外侧	足下垂,神经损伤
膝部	支撑并固定膝关节和小腿	腘窝	后侧神经、腘动脉损伤
靴形	小腿和脚放置在有衬靴形中	臀部	臀部、膝部、腿、坐骨或闭孔神经损伤

侧卧位

患者位于非手术侧(图3-8),当在这个位置上,患者躺着的一侧作为参考点。因此,左侧卧位是患者躺在左边。

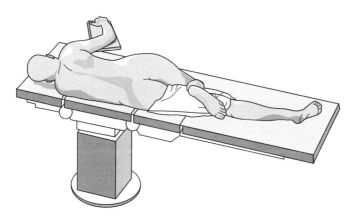

图3-8 侧卧位

重要的是要考虑到,患者在下面的腿应该弯曲,上面的腿应该伸直。此外,应该放一个枕头于两腿之间、膝盖、脚踝和脚之间,以避免压力。上臂应固定在托手板或软垫上面,掌心向下;下臂应固定在一个软垫托手板上,掌心向上。

这个体位常用于:

- 胸部手术
- 肾脏手术
- 髋部手术

侧卧位常见的皮肤损伤部位有:

- 肘部
- 耳朵
- 臀部
- 外侧膝盖
- 踝部

侧卧位常见的神经损伤有:

- 腓总神经

侧卧位时需要使用的定位装置有:

- 安全带系在膝盖后方约2英寸处;
- 手臂从肩部外展小于90°;
- 束手带保护手臂;
- 头部使用头垫;
- 靠垫;
- 身体下放置胶垫。

特伦德伦伯卧位

特伦德伦伯卧位也叫休克体位。这个体位是患者取仰卧位时床被倒立(头低足高),患者的头朝向地板,腿朝向天花板(图3-9)。患者的膝盖稍弯曲。以防止患者从手术床上滑落,患者仅仅在有必要时保持这个体位。由于该体位

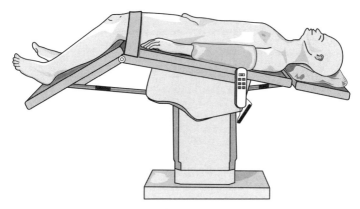

图3-9　特伦德伦伯卧位

时横膈膜的压力增加,呼吸系统可能会受累。同样,在这个体位时也可能发生循环的变化。这个体位通常用于:

- 下腹部手术
- 妇科手术
- 腹腔镜手术

特伦德伦伯卧位常见的皮肤受损伤部位有:

- 枕部
- 肩胛骨
- 肘部
- 骶骨
- 尾骨
- 脚踝

特伦德伦伯卧位常见的神经损伤有:

- 臂丛神经

摆放头低足高位时所需的定位装置有:

- 安全带系在膝盖后上方约2英寸处
- 上肢外展小于90°
- 束手带保护手臂
- 头部放置头垫

预防胜于治疗：为患者安全考虑的额外注意事项

有一些途径可以预防损伤，包括皮肤破损和神经损伤。这可以通过周密的护理评估和再评价来完成，重要的是：

- 确定组织灌注量
- 识别感觉障碍
- 检测肌肉骨骼的活动度
- 讨论疼痛感
- 评估末梢的脉搏
- 记录变化情况
- 高风险患者建议使用神经传导监测仪。

并不是所有的损伤，如皮肤破损和神经损伤都可以被消除，但是通过手术团队适当的评估、计划和干预，它们可以被最小化。另外，在整个外科手术过程中，尤其是在调整手术床或重新安置体位时，实时再评估患者的体位是非常重要的。另外，在为患者摆放体位时要始终注意保护患者隐私，只暴露必要的手术区域。

基于人体工程学和安全考虑的建议

当为手术床上准备手术的患者安置体位时，保护自己也是很重要的。因此，这里有一些建议可以保护你的安全：

- 总是寻求足够的帮助
- 清晰地沟通，为了同时托起患者
- 在托起患者时，弯曲你的膝关节
- 根据杠杆原理，尽可能地靠近手术床
- 经常使用升降/转移装置，如横向转移装置、空气辅助横向转移装置，或机械升降装置，取决于患者的重量和所期望的体位（表3-2）

表3-2 外科手术患者的安全操作和移动

体 位	患者体重（磅）	所需人数（人员）	转运装置
仰卧位	＜157	4	横向迁移装置
	＞157	3～4	空气辅助横向迁移装置，机械横向迁移装置，或者仰卧位吊索的机械升降装置
俯卧位	＜73	2～4	人工托起
	＞73	3～4	首选机械升降装置
截石位	＜141	2	人工托起
	＞141	4	使用辅助装置
侧卧位	＜115	4	人工托起
	＞115	3	使用辅助装置

注：1磅≈0.454 kg

来源：Adapted from Association of periOperative Registered Nurses Safe Patient Handing Pocket Reference Guide (2017).

■ 确保患者将要被转移到的转运车和手术床都处于锁定的状态

速记

提问：患者需要安置侧卧位，但是，只有你和麻醉医生有空，你们可以为患者安置体位吗？

回答：不可以。你必须寻求额外援助，如外科医生、住院医生、医学专业的学生和/或是其他辅助设备。如果患者超过115磅，你必须获得升降/转移装置的辅助，来帮助患者移动。

参考文献

Association of periOperative Registered Nurses. (2017). AORN safe patient handing pocket reference guide. Retrieved from http://www.aorn.org/guidelines/clinical-resources/tool-kits/safe-patient-handing-tool-kit.

第四章

术前备皮

皮肤是身体的第一道防线，虽然皮肤不能被灭菌，但应该尽可能地清洁。因此，在选择和使用消毒剂进行外科手术术前准备时，必须慎重考虑。

在这一章的学习中，你将会了解到：

- 皮肤准备的目标和原则。
- 何时去除毛发。
- 如何选择最佳的皮肤消毒剂。
- 皮肤消毒剂的危害。

皮肤准备的目的是：

- 除去皮肤表面的污物、碎屑、分泌物和暂居菌。
- 降低手术部位感染（SSI）的风险。
- 一段时间内持续减少皮肤上的微生物数量。

在皮肤准备前先去除毛发

多年来，去除毛发一直是一个非常有争议的问题。只要有可能，毛发就应该保持原样。如果必须把毛发剪掉，可以使用外科修剪器或脱毛膏，这样对皮肤的伤害就会最小。不推荐使用剃须刀。

由于外科手术的原因,如果必须去除毛发,毛发的去除应该是:

- 手术当天进行;
- 除非紧急情况,否则应该在手术室以外执行;
- 限制在尽可能小的范围内;
- 如果皮肤检查已经完成,用一次性的剪刀或脱毛机去除。

皮肤检查

处理完毛发后,应仔细检查皮肤:

- 皮疹
- 过敏
- 皮肤的完整性

选择皮肤消毒剂

正确选择皮肤消毒剂基于:

- 患者皮肤的敏感性或过敏史
- 准备区域
- 是否存在开放性伤口或流血
- 外科医生的偏好

可供选择的消毒剂种类如下:

- 乙醇
- 葡萄糖酸氯己定(CHG)
- 聚维酮碘
- 含醇的葡萄糖酸氯己定(CHG)
- 碘酒

在皮肤上使用的消毒剂,必须经过美国食品和药物管理局的批准,并且必须按照制造商的指示、制度、政策和程序使用。表4-1列出了消毒剂种类及其使用部位。

速记

提问：如果你正在为一个新生儿做手术准备，哪种消毒剂是最好的选择？

回答：聚维酮碘是最好的选择。

表4-1 消毒剂的使用部位				
消　毒　剂	眼睛	耳朵	黏　膜	新　生　儿
乙醇	否	是	否	否
CHG（葡萄糖酸氯己定）	否	否	是，小心慎用	安全性不确定
聚维酮碘	是	是	是	会导致碘中毒
含醇的CHG	否	否	否	否
碘酒	否	否	否	否

皮肤消毒剂的应用

皮肤消毒剂的应用，应该由非刷手人员进行。这是因为污染的风险非常高，而且保持洗手护士/外科技术人员处于无菌状态很重要。

皮肤准备的基本原则：

- 洗涤并干燥双手
- 询问麻醉医生是否可以接触患者
- 识别和确认手术部位
- 检查皮肤
- 打开用于皮肤消毒的工具包或敷贴
- 使用无菌手套
- 将无菌毛巾放在患者两侧吸收剩余的消毒液
- 由切口部位开始向外扩展
- 不要重复消毒，需要不断向外扩展
- 皮肤消毒结束后记得丢弃消毒纱布。

特别注意事项：

■ 任何受污染区域（如直肠、阴道）应该最后准备

■ 呼吸道最后准备，在做皮肤准备的时候，首先应该在气道开口处放入浸有消毒剂的棉签

■ 如果脐部皮肤是准备区域的一部分，应该先使用棉签涂抹清洁

速记

在接触外科手术患者之前，与麻醉医生沟通是很重要的。在麻醉诱导后的第一时间内，患者的任何突然移动都可能导致患者状态的改变（例如，血压、脉搏、喉痉挛）。因此，向麻醉医生表明皮肤准备工作即将开始是很重要的。

你应该做到什么程度？

关于皮肤准备的范围有一些通用指南，但是根据以下情况而定：

■ 外科医生的偏好

■ 外科手术

■ 患者自身情况

预留面积应足够大，以适用于：

■ 敷料转移

■ 切口延长

■ 一个额外的切口

■ 手术方式的改变（例如，腹腔镜中转开腹）

■ 可能需要的负压吸引的位置

速记

提问：如果外科医生表明，他或她拟进行腹腔镜胆囊切除术，护士应该准备好身体的哪一部分？

回答：建议从乳头连线开始准备直到大腿的中部，以防止腹腔镜探查后进行开腹手术。

皮肤准备的安全隐患

在皮肤准备中有4个常见的安全隐患：

- 化学烧伤
- 热灼伤
- 皮肤过敏
- 外科消毒液的可燃性导致潜在的火灾

这些危险可以通过以下方法加以预防：

- 将消毒液的用量降至最少
- 清理滴落或淤积的消毒液
- 使用吸水毛巾吸收剩余溶液
- 移除任何带有消毒溶液的亚麻布
- 防止溶液接触电极（例如，心电图、电外科接地端）
- 如果使用充气止血带，防止被液体浸湿

速记

必须等易燃的制剂干燥后才能覆盖患者，否则，乙醇蒸气会在敷料下积聚，在使用任何热源如电灼、激光、钻孔或光纤时，都有可能点燃。

在任何外科手术结束时，除非制造商另有说明书注释，否则应将消毒剂从皮肤上去除，这可以防止皮肤过敏和化学烧伤。一些皮肤消毒剂，特别是乙醇类消毒剂术后保留在皮肤上，可以降低皮肤表面微生物的残留，这将有助于减少手术部位感染（SSI）。

第五章

外科手术患者的覆盖

> 手术患者在手术开始前被覆盖,以便在手术部位和手术室之间形成无菌屏障。这一非常重要的步骤,将有助于防止手术部位感染(SSI)和院内相关感染。

在这一章的学习中,你将会了解到:

- 不同成分的敷料。
- 铺巾的一般原则。
- 与铺巾相关的潜在问题。
- 手术结束时移除敷料。

铺巾的目的是:

- 创建和保持无菌区域。
- 预防SSIs。
- 院内相关感染最小化。

美国疾病预防与控制中心(Centers for Disease Control and Prevention, CDC)要求,对于任何手术均采用敷料覆盖患者全身,包括但不限于经外周置入的中心导管线、更换导管和中心静脉置管。

不同成分的敷料

敷料可以是由可重复使用的织物或一次性的非织造材料制成,现在大多数敷料都是一次性的。对于洗手护士或执业外科技术人员来说,将敷料叠好并按照预定的使用顺序放置是很重要的,这将给铺巾过程提供帮助,使其变得容易。每个材料的描述如下。

方巾

- 用编织布或无纺布制成的方巾。
- 开始是用3块或4块方巾放置在切口最初的地方。
- 可能用订书钉、缝线、非穿孔的夹子进行固定。

中单

- 通常称为3/4被单。
- 有不同规格。
- 覆盖最初覆盖时遗留的区域。
- 覆盖四肢。
- 孔巾敷料不能覆盖双足者,需要加盖中单。

孔巾

- 通常称为剖腹手术孔巾。
- 甲状腺、乳房和胸部手术有大小不同的孔巾。
- 切口敷料覆盖整个患者。

塑料敷料

- 通常称为可视敷料。
- 大小各异。
- 创建一个不透水的屏障,这意味着液体不会渗透。
- 耐潮湿。

- 在有大量液体产生的手术时使用它。
- 不应该用来预防 SSIs[①]。

弹力织物

- 大小各异。
- 可以由布或塑料制成。
- 用于覆盖手足,手足需要自由移动(例如,髋关节或膝关节手术)。

速记

当把敷料从原来的包装上打开到无菌区域时,必须仔细检查包装的完整性。检查有无破损、有效期(是否在有效期内)、检查灭菌标识。

在开始铺巾前,评估皮肤的状态是很重要的。只有在消毒液完全干燥后,方可铺巾,以防止敷料下消毒液聚集引发火灾的风险。

敷料的选择取决于:

- 手术类型
- 患者的大小
- 患者体位
- 外科医生的偏好
- 所在医疗机构提供的产品

铺巾的基本原则

- 我们站立时,让敷料保持在你的腰部以上;

---

① 有证据表明,在外科手术中使用塑料敷贴来保护切口,研究发现这实际上会增加感染率。

- 尽可能少地触摸敷料
- 不要抖动或摇动敷料
- 手持敷料保持在手术台和床的高度以上
- 覆盖切口部位开始后,只能向外移动
- 敷料不要离手术区域太近或太远
- 敷料铺置结束后不要移动或重新定位切口
- 如果敷料被污染,丢弃即可
- 在铺巾时敷料反折包裹双手,以免受到未灭菌区域的污染①

速记

敷料的过度运动可以产生气流,并将灰尘、棉绒和其他污染的微粒带入空气中,这些微粒可能降落在无菌区域或患者的切口上。

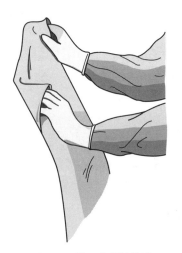

图5-1 持无菌敷料的手

---

① 敷料反折的意思是,敷料完全包裹戴手套的手,这样手就不会接触到任何非无菌的区域。洗手护士将敷料安全地包裹在戴着手套的手上,如图5-1所示。

- 敷料潮湿或有破损
- 如果一块敷料被撕裂，它必须被另一个无菌的敷料覆盖

外科手术铺巾的基本原则

所有的外科手术、外科医生和团队成员在给患者做手术时，都要遵循特定的步骤，这是铺巾的基本顺序：

- 4个方巾
- 有洞的敷料（即孔巾）
- 额外的被单

把物品固定在敷料上是很常见的。这些项目包括：

- 负压吸引管
- 电外科设备
- 其他能源设备
- 烟雾排出的装置

把物品固定在敷料上

- 使用塑料仪器袋连接外科设备。
- 使用尼龙搭扣管/线夹，连接在敷料上。
- 使用有黏附装置的收集袋，收集过量液体或冲洗液（例如，剖宫产）。

透印：一种重要的感染控制因素

如果敷料变得潮湿和被渗透，这时要考虑"透印"。当这种情况发生时，细菌就会向上迁移并进入无菌环境，敷料被认为是污染的，必须被覆盖或更换。透印常见于布类的敷料，但如果在手术过程中有大量的冲洗液或大出血时，无

纺布料也会被渗透。直到找到透印点,这是很重要的。

移除敷料

在手术结束时,必须通过以下方法移除敷料:
- 首先用无菌敷料覆盖切口
- 谨慎地把敷料卷到自己身边
- 穿着手术衣、戴手套和护目镜,防止污染
- 用适当的容器处理

速记

提问:如果你脱下你的手术衣、手套和个人防护装备后,被要求帮助移除敷料,你会怎么做?

回答:你必须穿手术衣、戴手套和护目镜。

在你帮助移除敷料之前,仅仅戴上手套是一个简单的方法,但这会让你暴露在潜在的血液和体液污染中,造成安全隐患。

在手术室里放置的其他物品

除了患者,手术室里还有其他需要敷料覆盖的东西。这些项目包括:
- 设备(例如,显微镜、X线机)
- 储物设备(例如,梅奥架)
- 毗邻无菌区域的桌台

这些物品必须盖上敷料,以便洗手的人员可以安全地搬运。重要的是要遵循同样的基本原则,适用于手术患者。此外,一旦覆盖,这些物品应保持尽可能接近无菌区域,以

避免污染。

铅围裙

当使用X线或透视(连续X线)时,外科团队的每个成员都应该佩戴一个铅围裙,以保护自己不受辐射。铅围裙应在洗手、穿手术衣和戴手套前穿上。它应该有一个甲状腺护盾,这是一个小的铅盾,在脖子上覆盖着甲状腺。甲状腺是人体中最易受辐射影响的器官之一,暴露在辐射下会导致甲状腺癌。带侧挡板的含铅眼镜,也建议接近辐射的工作人员佩戴,特别是在透视检查过程中,为了防止损伤眼睛,辐射衰减手套应由洗手人员佩戴,其手应与直接辐射光束一致。

铅围裙的注意事项包括:

■ 保持围裙的完整性,不使用的时候将围裙挂在机架上,避免围裙折叠;

■ 根据穿着人员体型选择尺寸,它必须包含覆盖腿的长骨的上半部分和胸部,特别是乳房区域;

■ 将围裙裹住身体,尽可能多的覆盖身体,以防止辐射;

■ 每年检查围裙,使用荧光或射线探查识别有无裂缝或破损;

■ 使用后清洁围裙。

辐射徽章(热释光剂量计)

许多机构要求手术团队成员佩戴辐射徽章,因为他们经常受到辐射。在参加任何需要X线或透视的手术时,都要佩戴这个徽章。这些徽章必须根据该机构的辐射协议进行监测和报告。

第二部分

环境要求和操作注意事项

第六章

手术室环境要求

> 对患者和围手术期团队而言,手术室环境必须是洁净和安全的。重要的是利用适当的清洁物品,可控的环境条件以及了解可能发生的感染过程。

在这一章的学习中,你将了解到:

- 手术室洁净度的要求。
- 温度、层流、湿度和空气交换的要求。
- 运行模式。
- 不同病种的患者所涉及的预防感染控制措施。

清洁手术室环境

用于清洁手术室的物品必须在环境保护局(EPA)注册,并且所含有的化学药品必须适合所有患者群体并且必须是清洁无任何污染的。

这些产品包含:

- 清除物体表面污物的清洁剂
- 能减少表面病毒和细菌数量的消毒剂

关于这些产品:

- 首先,这些产品也可能同时具有清洁和消毒的作用;

■ 其次,这些产品必须是一人一用的。

消毒剂需要有足够的作用时间,使其生效。至于作用时间的长短,根据制造商的建议而行。

消毒剂的性能:

■ 广谱(作用于多种微生物)

■ 快速生效

■ 无毒

■ 兼容不同的表面

■ 抗菌作用时间长

■ 使用方便

■ 成本效益

■ 环保

消毒剂的类型:

■ 酚类物质

■ 季铵盐类化合物

■ 碘伏

■ 氯(漂白剂)

消毒剂的选择取决于物表的类型和表面的传染性物质。

乙醇

乙醇不能用于物表的消毒,因为它不是环境保护局(EPA)注册的消毒剂。同时酒精不会去除环境表面的污物,而且还是易燃品。

手术室环境的评估

经过认证的外科技术人员和任何围手术期团队成员,应持续评估监测手术室环境,以确保洁净。可以通过以下方法实现:

- 物表的视觉检查
- 每天工作开始前,任何仪器、物品或设备搬进手术室之前,对手术间进行湿式清扫(用适当的消毒剂擦拭物表)

速记

任何掉落在地面上的物品,都被视为是污染的,需要重新消毒或丢弃。

每次使用后需要清洁的物品都是频繁接触的物品,例如:

- 手术床、床遥控器、安全带
- 定位设备
- 转运车
- 输液架
- 监测设备
- 桌子
- 装备器材

只有在被弄脏时才需要清洁的物品包括:

- 地面
- 墙壁

每日手术间使用后,都应该进行全面彻底的末期清洁。末期清洁包括清除手术间所有的废物以及下列清洁工作:

- 在每日的工作结束后,清洁地面
- 清洁所有物体表面
- 清洁设备
- 清洁所有手推车、桌子或设备的轮子
- 清洁壁柜和门把手
- 清洁通风口

速记

> **提问：** 在移开手术铺巾后，一些血液和体液滴落在手术室的地板上，什么时候清理？
>
> **回答：** 每台手术结束后，如果地面有明显的污迹，需要及时清除，地面必须随时保持清洁。另外，清除前应该用吸水毛巾放在溢出物上，以防工作人员滑倒。

温度、气流、湿度、空气净化

温度、气流、湿度、空气净化等环境因素需要连续监测和记录，以确保工作人员和患者的舒适、安全，维持适宜的无菌环境和去除异味（图6-1）。

速记

如果湿度过高，手术用品就会变潮湿，增加微生物的生长；如果湿度过低，灰尘和静电就会增加，这将增加外科手术感染和发生火灾的概率。

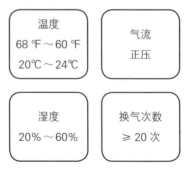

温度
68 ℉～60 ℉
20℃～24℃

气流
正压

湿度
20%～60%

换气次数
≥ 20 次

图6-1　手术室适宜的温度、气流、湿度和换气次数（Association of periOperative Registered Nurses, 2017）

运行模式

运行模式取决于每个团队的工作人员,并且应考虑以下几点:

- 患者隐私
- 工作人员和患者的安全
- 用品和设备的安全

手术室是一个限制性区域,必须严格遵守手术室的规定,以确保安全。这些措施包括:

- 清洁的用品和设备与污染的用品和设备要分别放置
- 由于微生物的脱落,应最大限度地减少进出手术间的频率
- 保持手术间门在关闭状态,以确保适宜的空气压力、空气交换、温度和湿度
- 将手术室内的人数控制在最低限度
- 保持手术间的安静

感染控制措施

根据疾病的传播方式,可为患者采取不同的预防措施。包括以下几点:

- 标准预防
- 接触预防
- 飞沫预防
- 空气传播预防

标准预防

围手术期的所有成员,应遵守手术室的一般标准预防措施,这将有助于防止传染性疾病的传播。其建议如下:

- 操作两个患者时,如果手部有明显的污迹,应进行

手卫生；

■ 在接触可能有血液或体液暴露的患者时，使用个人防护设备（PPE）（即口罩、护目镜、手套、防护服）；

■ 进行适当的和最新的个人免疫（例如，乙肝疫苗）。

接触预防

为任何可能通过直接接触传播的传染病患者实施护理时，需要谨慎操作。必须遵守以下原则：

■ 使用防护用品（口罩、手套、护目镜、防护服）；

■ 如果直接接触到患者的血液和体液时，要用肥皂洗手；

■ 告知陪护者，接触传播疾病的预防措施及注意事项。

通过接触传播的传染性疾病包括：

■ 多重耐药菌（MDROS），指任何对抗生素疗法耐药的细菌

■ 耐甲氧西林金黄色葡萄球菌（MRSA）

■ 耐万古霉素肠球菌（VRE）

■ 梭状芽孢杆菌

飞沫预防

为任何可能通过飞沫（微粒≥5 μm）传播的传染性疾病患者提供护理时，遵守以下原则是很重要的：

■ 如果近距离（≤1 m）与患者接触时，要使用防护用品；

■ 转运时患者应该戴口罩；

■ 告知陪护者，飞沫传播疾病的预防措施及注意事项。

通过飞沫传播的传染性疾病包括：

■ 流行性感冒（流感）

■ 百日咳

■ 白喉

空气传播预防

在为任何可能通过空气（微粒 ≤ 5 μm）传播的传染性疾病患者提供护理时，遵守以下规则是很重要的：

- 使用防护用品，包括 N95 口罩，非感染性疾病除外
- 使用带有专用空气交换和负压通风系统的隔离室
- 转运时，患者应戴口罩
- 告知陪护者，空气传播疾病的预防措施和注意事项
- 直接进手术室，不要让空气传播疾病的患者与其他患者同处

经空气传播的传染性疾病包括：

- 肺结核
- 麻疹
- 水痘

预防感染的后期处理

根据患者所患疾病的类型，后期处理会有所不同。如 MDROs、MRSA 和 VRE，需要使用广谱的消毒剂，而梭状芽孢杆菌则需要 10% 漂白剂。

速记

提问：埃斯特维兹先生被安排到手术室进行急诊腹腔镜阑尾切除术，急诊科的护士交代患者有飞沫传播性疾病，此时应该注意些什么？

回答：在转运过程中，埃斯特维兹先生应该戴上口罩。1 m 内的护理人员也应该有个人防护用品，包括口罩、护目镜和手套，如有必要，应穿防护服。

手术室噪音

手术室里有大量的环境背景噪音,包括:

- 音乐
- 监控器
- 谈话
- 设备(操作、排烟装置)
- 环境(供热、通风设备和空调系统(HVAC)
- 手机

为了有效地沟通、严谨地思考和清晰地听到临床设备的警报,应最大限度地减少手术室的噪音。包括以下方面:

- 润滑门和设备车轮
- 限制不必要的人员进入手术室
- 关闭手机或调到静音模式
- 在适当的听觉水平设置警报
- 限制群呼和发布公告
- 提高员工的意识

废物处理

手术室里所有废物的处置,根据其性质,处理将有所不同。

- 未受污染的废物(例如,包装材料)打包,为非传染性的垃圾。

- 感染性废物(接触过血液或体液),可用防漏袋封闭。

- 锋利的物品(例如,刀片、针)用彩色编码的硬塑料盒存储。

- 液态废物需要使用固化粉,当作感染性废物处理,或使用专门的医用充液系统处理。

■ 药理性废物需要用不同颜色的箱子来区分，危险性或无毒害性，这项工作由美国环境保护局根据各州法律规定来执行。

目前，许多组织认为回收是一项环保责任。此外，许多公司正在生产标准的、可重复使用的产品，并且含有较少的一次性材料，这有助于控制成本，减少浪费。

参考文献

Association of periOperative Registered Nurses. (2017). AORN safe patient handling pocket reference guide. Retrieved from https://www.aorn.org/guidelines/clinical-resources/tool-kits/safe-patient-handling-tool-kit.

第七章

无菌技术

无菌技术是为了保护患者和围手术期人员传播或被传播传染病,减少外科手术部位感染的操作。洗手是防止感染传播的首要方法,并且必须实施无菌技术,才能确保患者良好的预后。

在这一章的学习中,你将会了解到:

- 无菌技术的一般原则。
- 手术间的准备。
- 各种类无菌包的包装和处理。
- 洗手、穿隔离衣、戴手套。
- 建立和维护无菌区域。

无菌是指没有微生物,因此,无菌技术的原则和流程是保持和维护一个没有微生物的区域。

无菌技术的一般原则

- 只有无菌物品才能用于无菌区域。
- 不确定物品是否无菌,应视为非无菌物品。
- 一旦无菌区域被破坏,就被认为是污染的。
- 铺无菌台的敷料只有后面以上是无菌的

- 无菌物品包装的边缘视为非无菌的。
- 穿好无菌衣的工作人员才能接触无菌物品。
- 患者处于无菌区域的中心位置。

术前准备

术前准备由注册巡回/洗手护士、持证的外科技术专家（CST）和麻醉医师准备。每个人特定的和互补的角色，对完成预期的手术都是必要的。准备越充分，巡回护士在手术过程中离开手术室的时间就越少。如您所见，许多角色重叠，可以由围手术期团队的任何成员执行。因此，有效的沟通是必不可少的。

巡回护士的职责：

- 检查必需品库存供应
- 检查设备功能
- 检查无菌包的完整性
- 打开手术用品包装和设备
- 领取和准备术中所需的药物
- 患者的评估与教育
- 与围手术期团队沟通

洗手护士或CST的职责：

- 检查设备的功能
- 检查无菌包装的完整性
- 打开手术用品包装和设备
- 与围手术期团队沟通
- 洗手、建立和维持无菌区域
- 领取和准备药物

麻醉人员的职责：

- 检查必要的手术用品库存
- 检查麻醉设备的功能

- 领取和准备麻醉药物
- 让患者和护士参与麻醉的评估和讨论
- 与围手术期团队沟通

检查无菌物品

在打开无菌物品之前,首先要确定每一件物品是否无菌,这是非常重要的步骤,如果其中的某一件物品不是无菌的,那么整个无菌区域都被认为是有菌的。检查包装的完整性包括以下方面:

- 检查完整性
- 检查有效期
- 检查有无污染
- 检查化学指示条(s)

有效期是无菌物品最关键的一项指标之一,但不是唯一的指标,如果出现以下其中一种情况,则不属于无菌物品:

- 过度操作使无菌包的完整性受损
- 水分渗透
- 暴露于空气中被污染
- 温度和湿度超出可接受的范围内

化学指示条是灭菌监测过程的一部分,决定了灭菌的物理条件是否得到满足,这并不能证明物品一定是无菌的。更多关于灭菌的过程将在下一章讨论。

速记

提问:仔细检查无菌包装后,你会发现化学指示标识没有变化,你应该做什么呢?

回答:视物品为有菌,不能使用。本品不符合灭菌的物理条件。

无菌包的种类

　　无菌物品有多种不同的大小和类型。如下：

- 密封皮袋（图7-1）
- 信封式包装（图7-2）
- 制造商包装

打开每种类型的无菌包装需要仔细检查和练习，以确保无菌物品在无菌状态下传递到无菌区域。

　　打开密封皮袋：

- 检查完整性
- 从棱角边缘轻轻剥离包装
- 包装边缘视为有菌的

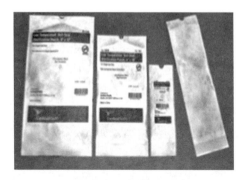

图7-1　密封皮袋

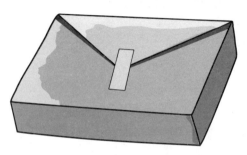

图7-2　信封式包装

■ 无菌物品应直接交予无菌人员，或安全抛入无菌区域

打开信封式包装：

■ 检查完整性

■ 检查化学指示条是否变色

■ 用非优势手抓住包裹

■ 用优势手向外打开四个角（最远的应该先打开，然后是侧面，最后是近端的）

■ 边缘视为有菌的

■ 不要用未消毒的手/手臂来触摸无菌物品

■ 用托包装的手抓住包装的三个角

■ 物品应直接或安全地传递给洗手人员

打开制造商包装：

■ 检查包装的完整性

■ 阅读包装，确定物品的无菌性

■ 从留缺处撕开

■ 打开内层包装

■ 继续执行信封式包装的最后六个步骤

打开无菌物品的基本技术

防止物品从无菌区域中滚落，或将无菌区域的其他物品击落，或由于物品尖锐或沉重而穿透无菌区域，把无菌物品放到无菌区域的最佳方法是将它直接传递给洗手人员。

无菌仪器包装的类型

仪器可能在不同类型的包装中：

■ 密封皮袋

■ 信封式包装

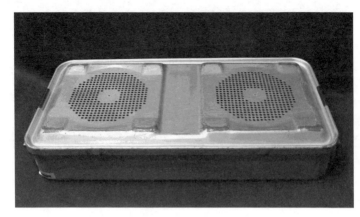

图7-3 无菌容器盒

■ 硬制灭菌容器（罐）

打开每一种无菌仪器包装前，均需经过仔细的考虑和实践，以确保产品完好无损地传送到无菌区。

打开密封皮袋和信封式的无菌包装，如前所述。

硬制灭菌容器（图7-3）应按以下方式打开：

■ 放置在干净、平坦、干燥的平面上，即无菌区域的高度

■ 检查外部锁是否完好无损

■ 检查外部化学指示条

■ 向上提起容器盖，锁自行解开

■ 检查过滤器的完整性

■ 如果容器有多个过滤器，则必须检查每个过滤器是否完整；如果不完整则视为有菌

■ 检查容器内的化学指示条

洗手、穿隔离衣、戴手套

洗手护士或CST要洗手、戴手套、穿无菌衣来建立无菌区域。在洗手之前打开无菌衣包和手套是很重要的，建议

无菌开启的衣服和手套靠近无菌区域,但不要放在无菌区域上,这是防止未消毒的手臂跨越无菌区域。

洗手皂液的选择

洗手人员有两种选择———一种是以乙醇(酒精)为基础的洗手液(图7-4),另一种是浸有抗菌肥皂的刷子(图7-5)。文献证明了以酒精为基础的手部摩擦消毒的有效性,且为首选方法,但由于过敏和个人偏好的原因,刷子刷洗方法仍然广泛使用。

各种类型的洗涤剂肥皂可以是:

- 1%葡萄糖酸氯己定和61%乙醇;
- 4%氯己定肥皂放置于无菌擦洗刷上;
- 7.5%聚维酮碘置于无菌擦洗刷上。

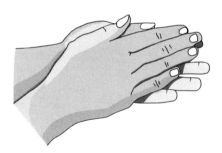

图7-4　擦手

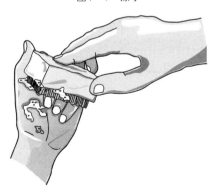

图7-5　洗手刷

洗手步骤：

■ 取下所有的首饰和手表

■ 清洁指甲，用肥皂洗手，然后干手以清除暂居菌群（在皮肤表面积聚的细菌）

■ 根据制造商的建议使用外科手刷

■ 洗手液应涂在指尖和手掌上，清洗至肘关节上2英寸

■ 双手、双臂交叉清洗

■ 然后进行手消毒

■ 皮肤表面应该空气干燥，穿隔离衣和戴手套前需要间隔90 s

刷手步骤：

■ 取下所有的首饰和手表

■ 用肥皂洗手、干手去除暂居菌群

■ 用指甲清洁器清洁指甲

■ 使用浸渍刷（浸皂液）刷指尖、手指、指缝和整个手臂

■ 冲洗刷子，用海绵在手臂上向上移动，在手臂的所有四个侧面一次向上移动到肘部以上2英寸

■ 冲洗刷子，然后换另一只手臂

■ 刷洗时间应根据制造商的指示而定

■ 弃去洗手刷

■ 将手和手臂从指尖冲洗到肘上2英寸处，水沿肘关节流下，不逆流

穿隔离衣

下一步是进入手术室，用你的背打开门，并保持你的手高于腰部，与身体呈90°。当你打开隔离衣和戴手套时，重要的是不要将手臂上的水滴落到无菌区域。

■ 身体向前倾，拿起无菌毛巾（如果使用刷子法），从

指尖拍干到肘部上2英寸，然后继续下一步

　　■ 小心拿起隔离衣，双臂向外打开，臂孔内领口面对自己

　　■ 把手臂伸进隔离衣，直达袖口为止

　　■ 不要碰到隔离衣的外面

　　■ 巡回护士在肩部调整隔离衣，在颈部和腰部后面打结

　　■ 闭合式戴手套

　　■ 洗手护士会把纸牌递给巡回护士，然后转身，在腰部打结

　　■ 隔离衣手腕的袖口在任何时候都必须被手套覆盖，因为腕部也是可渗透的

闭合式戴手套技术

　　在穿上隔离衣后，戴无菌手套的一种技术，称之闭合式戴手套（图7-6），包括以下步骤：

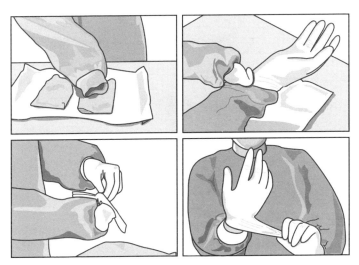

图7-6　闭合式戴手套技术

■ 用隔离衣的袖口包住的手,打开无菌手套包装纸,像打开一本书一样,抓住手套的下角,同时向外拿起

■ 用惯用的手,手掌向上,用相反的手,把手套放到手掌上手指朝向自己

■ 用相反的手抓住手套的上袖口,同时用戴手套的手通过隔离衣握住袖口的另一边

■ 把手套拉到袖口上,把手指伸进手套里

■ 使用戴手套的手,拿起第二只手套,将它放在隔离衣袖口的手掌上

■ 用戴手套的手上拉袖口,同时手套要覆盖袖口

■ 双手伸进手套后调整,手套袖口完全覆盖隔离衣袖口

■ 把工作服上的纸牌递给巡回护士

■ 在腰部转身并打结

大多数机构建议戴两副无菌手套。这种做法可以防止手套上微小的穿孔污染你的皮肤,或被针刺时手套失效的可能。

速记

戴双层手套可以减少当手套被刺穿时暴露在患者血液中,其风险高达87%,当缝线穿过两层手套时,缝合针上的血液量减少了大约95%。

洗手人员的无菌区域:

■ 从肘部到指尖上2英寸的隔离衣前面

■ 在乳头下、腋中线以前

■ 腰部以上

不属于洗手人员的无菌区域：

- 领口
- 肩膀
- 腋下
- 袖口
- 隔离衣的背面

建立和维护无菌区域

在无菌区域建立和维护中，有一些基本原则必须遵守：

- 只有无菌物品才能放在无菌区域
- 持续监测无菌区域
- 如果非无菌（未穿隔离衣和戴手套），请勿触及无菌区域
- 无菌人员不应跨越未消毒的区域
- 无菌区域周围的运动应受到限制
- 无菌区域上只有桌面顶端到桌子边缘的范围
- 如果敷料不覆盖整个表面（如隔离衣包装），其边缘周围1英寸都是非无菌的
- 任何热密封包装的外缘都是非无菌的，只有内缘是无菌的
- 重型或笨重的物品不应被"扔"到无菌台上，而应由洗手护士拿取
- 物品打开时间距离手术时间越近越好，这将减少空气中的微粒污染无菌区域
- 尽可能少地在无菌台周围进行操作
- 大包装或设备应该在无菌区要求的高度、平坦的台面上打开
- 一旦患者进入手术室，打开的无菌物品只能用于特定的患者

提问：患者定于上午8：00动手术，但推迟到上午10：30，巡回护士和刷手护士都想休息一下去吃早餐，他们应该怎么做？

回答：由于无菌区域是开放的，必须在持续监控下方可使用，巡回护士和洗手护士必须分开休息去用餐，而另一个则留在无菌区域。

手术期间将物品转移到无菌区域

每一个需要放到无菌区域的物品，首先应检查其完整性和有效期。很多时候，在手术过程中，需要传递一些额外的无菌物品到无菌区域。

将固体物品传递到无菌区域的方法：

■ 巡回护士打开物品，洗手人员用戴手套的手或钳子把它从包装纸中拿出来

■ 由于空气乱流和可能在传递过程中掉落而污染，所以不鼓励将其抛到无菌区域上

■ 物品由巡回护士在另一张桌子上打开，由洗手人员拿取

将液体物品传递到无菌区域的方法：

■ 无菌容器应靠近无菌区边缘放置，以备倾倒

■ 由巡回护士注入无菌容器内，但不得跨越无菌区域

■ 洗手人员必须立即给液体贴上标签

■ 由于罐装物品在使用过程中易受到污染，不建议巡回护士重新封盖

处理无菌区域

手术结束时,将无菌区域的物品分类处理,器械带到污洗间进行处理。步骤如下:

- 将所有锋利的物品放在利器盒里
- 将术野的液体吸进负压瓶,或在适当的容器中处理
- 将所有的器械放入集装箱
- 在适当的容器中处置其他物品,如吸引器、纱布、敷料等

脱手套和隔离衣

脱下隔离衣和手套(图7-7)前, 先把其他物品处理好。因为隔离衣和手套可以保护你在处理液体、敷料和其他物品时免受任何污染。

- 脱掉外层手套
- 自己或者让巡回人员松开系扣,从前面脱下隔离衣
- 把隔离衣从身体和手臂上拉下来
- 用戴手套的手接触对侧手套外层脱下手套,然后用干净的手伸进另一只手套的内层将手套脱下
- 把污染的隔离衣和手套放在适合的容器里

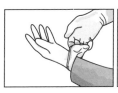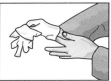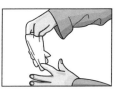

图7-7　脱手套

　　要记住安全地脱去手套的一个简单方法是"手套对手套,皮肤对皮肤"。言下之意,当你脱第一只手套时,用手套外层接触手套的外层,脱第二只手套时用手接触手套内面。

第八章

灭菌和集中处理

外科手术中使用的所有非一次性仪器和设备,必须经过严格的灭菌过程才能进行再利用(图8-1)。

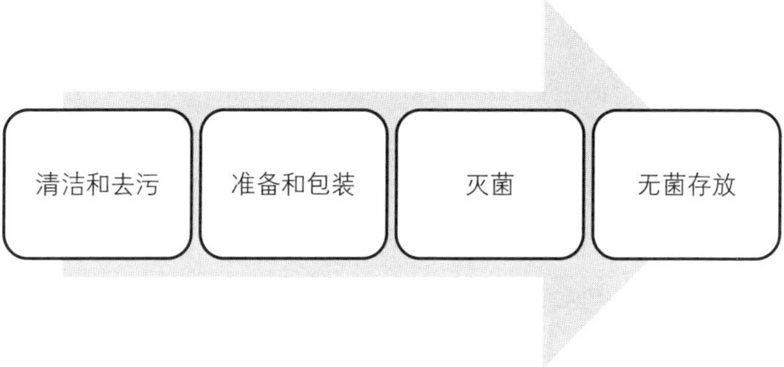

清洁和去污	准备和包装	灭菌	无菌存放

图8-1 灭菌过程

在这一章的学习中,你将会了解到:

1. 每个灭菌过程的组成部分。

2. 不同类型的灭菌。

3. 每种灭菌过程的参数。

4. 每种灭菌过程的优点和缺点。

清洁与去污

手术完成后,所有无菌区域的手术器械和设备必须在灭菌前做好去污准备。在此过程中,所有相关人员必须穿戴各种防护设备,以保护自己免受血液或体液的暴露,例如:

- 隔离衣
- 手套
- 防护眼罩与面罩
- 鞋套

手术器械和设备的去污准备工作包括:

- 用水擦去手术器械和设备上的血迹及残留物,否则干燥后更难去除
- 打开开关使手术器械暴露
- 冲洗带腔隙和管状器械
- 把锋利的手术器械放在一起,尖端朝下
- 拆卸有多个部件的手术器械
- 防止重物放置在精细手术器械上
- 把照相机、显微镜和电缆线放进相应的容器里

速记

不能在手术器械或设备上使用生理盐水,因为盐水中的钠盐会锈蚀手术器械,外科手术器械和设备是非常昂贵和精细的,必须谨慎对待。

酶解液

酶解液会软化手术器械上的干燥血迹或残留物,从而

更容易清洗。酶解液可以是液体的,也可以是凝胶喷雾的,用起来非常方便。因此,必须尽可能快地用酶解液对手术器械进行预处理,最好是在从手术室运送到消毒供应中心之前。记住,酶解液不是消毒剂,它只是帮助分解干燥血迹或残留物的一种方法。

清洁/去污过程

手工清洁

有些手术器械是手工清洗的,根据指示使用(也称为IFU),这是制造商的要求。酶清洁剂和洗涤剂的溶液必须达到27～44℃才能有效。

手工清洗的仪器包括:

- 腹腔镜
- 电缆线
- 摄像头
- 精细手术器械
- 电锯或电钻

在任何手术器械或设备上使用的洗涤剂应具有以下特征:

- 中性,pH为7
- 少泡沫
- 漂洗容易
- 质软
- 无毒
- 可生物降解
- 性价比高

超声波清洗

精细的手术器械都很脆弱,经不起机械清洗,因此,需要放在超声波清洗机中清洗。超声波清洗机通过空化作用，使小气泡内爆，这就产生了一种像吸力一样的动作，将残留物从手术器械表面拉出来，在水中加入超声波洗涤剂，以帮助清洁。从超声波清洗机上取出后，手术器械必须用纯净水冲洗，建议所有腹腔镜器械都用超声清洗。

所有手术器械的终末清洗

所有手工清洗、超声波清洗或机械清洗的手术器械都必须用纯净水进行最后一次清洗，去除任何可能污染器械或影响灭菌效果的残留物。纯净水可以是：

- 反渗透水
- 去离子水
- 蒸馏水

机械清洗

需要机洗的手术器械，根据制造商的说明，放置在洗涤器/消毒器或洗涤器/灭菌器中，用酶清洁剂或洗涤剂在热水（65～77℃）中自动清洗。

清洗-去污循环

每台洗涤器/消毒器、洗涤器/灭菌器都有不同，但相似的循环步骤，对手术器械和设备进行清洗和去污。循环步骤如下：

- 冷水冲洗去除残留物
- 酶漂洗
- 洗涤剂洗涤
- 超声清洗
- 热水冲洗
- 去离子水最后冲洗

- 润滑
- 干燥
- 灭菌（仅限于洗涤器/灭菌器装置）

速记

提问：外科手术用了一盒专用器械，外科医生希望在手术室里清洗手术器械，你该怎么办？

回答：这些仪器需要送到医院的消毒供应中心，经过酶液、洗涤剂等步骤，再进行灭菌。在手术室清洗器械是不允许的，除非在紧急情况下才能进行。

准备和包装

手术器械和设备经过清洗和去污后，需要适当的包装，然后进行灭菌。每个手术器械或设备应检查：

- 清洁度
- 整齐度
- 锈蚀、裂缝或凹痕
- 锐利度
- 螺钉松紧度
- 磨损
- 缺件
- 整体功能

这将确保在无菌环境中打开的手术器械盘或设备处于最佳使用状态。在包装前全面干燥也很重要，任何残留的水分都可能造成器械损害，如锈蚀、点蚀或损坏物品的无菌性。

手术剪刀使用一段时间后,锋利的刀刃会变钝,在放大镜下看起来圆圆的,但有可能已经形成了凹陷,因为肉眼看不到,在中心供应室处理的过程中,用适当的测试材料来测试特殊剪刀是很重要的。这种测试材料是专门设计用于剪刀的测试,测试时切割动作应该是流畅的,关闭剪刀时不应该感觉到磨、跳、松或太紧。如果剪刀的功能良好,可以做出美观、笔直的切口。

手术器械应进行包装,所有暴露的表面都能接触灭菌剂,包装要求如下:

- 容器必须足够大,使仪器包含在同一层
- 仪器应放置在两侧,以便于干燥(蒸汽灭菌)
- 轴节应该打开,用手术器械串线器串联
- 旋塞应该处于开放的位置,使所有的表面都完全暴露在灭菌剂中
- 精密或锋利的器械应使用保护器
- 重型仪器应放置在托盘底部,除非制造商另有说明

包装手术器械时不应使用的物品包括:

- 橡皮筋
- 纸/塑料包装(用于分隔托盘内的器械)
- 管腔内管芯器械,应拆分开,除非制造商的特别建议留在其管腔内

专用设备

动力设备(如钻头、锯)应根据制造商的说明进行灭菌,并在灭菌前进行润滑和测试,这将提高动力设备的预期寿命。

内镜和电缆线在灭菌前也应该根据制造商的说明清洗

并检查能见度和功能。毒性前节综合征（TAS），是由于眼科手术器械的清洗、漂洗和灭菌过程不充分引入眼睛的污染物所致，所以眼科器械需要特殊处理，通常一般使用一次性物品，特别是管腔器械，可以减少其风险。

包装

包装材料可以是：

■ 一次性无纺布材料

■ 多用途纺织品（不常见）

手术器械和设备包装的基本准则往往取决于灭菌方式。例如：

■ 托盘的重量不应超过25磅（1磅≈0.454 kg）；

■ 托盘内应有灭菌指示卡；

■ 托盘应标明产品名称、批号和灭菌日期。

指示器

指示器是证明灭菌过程已经完成的监测装置。在灭菌过程中有3种不同类型的指标：

■ 化学：用颜色变化来验证一个或多个参数；

■ 生物：通过实现杀灭微生物来验证灭菌效果；

■ 机械：灭菌传感器打印输出并报警。

5型指示器在测量时间、温度和压力时使用最广泛。

化学指示条/卡在灭菌前放置在包装内外。如果包装暴露在适当的物理杀菌条件下（温度、压力和时间），化学指示剂会发生视觉颜色变化。注意，化学指标条不能保证无菌，每个过程都使用生物指标。这需要在循环灭菌器中放置一个预先包装的细菌孢子瓶——蒸汽灭菌器用嗜热芽孢杆菌，环氧乙烷（ETO）灭菌器用枯草芽孢杆菌（Bacillussubtilis var.niger, ETO），进行适当的测试/试验，以确定该周期是否杀死所有的孢子。生物指示剂结果必须是阴性的，在确定阴性结果前，装载的器械不可以发放和使用。

机械指示器，鲍伊-迪克试验，用于每日监测蒸汽灭菌器的功能。灭菌器程序参数，Spe-cifally Bowie-Dick试验，被用来验证这些灭菌器预循环的有效性。这个测试包括一系列的空气清除和蒸汽渗透屏障，每个包的中心都有一个化学指示剂，该包被直接放置在一个空蒸汽灭菌器中，看看蒸汽是否通过包内的屏障材料排出空气。指示灯表上颜色从黄色到蓝色/紫色的均匀变化表明，所有的空气都被置换，呈真空状态以达到最佳的蒸汽穿透。

灭菌周期的验证应包括使用化学和生物指标，对灭菌器进行机械监测。

灭菌

每个灭菌机构，灭菌周期包括不同参数的灭菌类型不同参数。常见的灭菌类型有：

- 蒸汽：下排气式压力蒸汽灭菌
- 蒸汽：预排气压力蒸汽（预真空或脉动真空压力冲击）
- 化学：环氧乙烷
- 化学：汽化过氧化氢
- 化学：过氧乙酸

为了确定手术器械或设备所需的灭菌类型，查看制造商的使用说明是很重要的，以确保兼容性和特定的参数。一些通常需要蒸汽灭菌的手术器械和设备是：

- 不锈钢或腹腔镜器械托盘
- 内镜
- 钻头、锯和其他动力设备

通常需要经化学灭菌的手术器械和设备是：

- 腹腔镜

- 摄像头
- 柔性内镜
- 动力设备用电池

表8-1至表8-5显示了不同类型灭菌的参数,过氧化氢等离子体灭菌的参数由灭菌器制造商设定。它们应在表8-4所示的范围内。

表8-1　重力位移蒸汽灭菌参数

类　　型	暴露时间 121℃	暴露时间 132℃	暴露时间 135℃	干燥时间
包裹式仪表盘	30 min	15 min	10 min	15～30 min 30 min
纺织包装	30 min	25 min	10 min	15 min 30 min
未包装手术器械		3 min	3 min	0～1 min
未包装的多孔物品或管腔/套管物品		10 min	10 min	0～1 min

表8-2　动态除气蒸汽灭菌参数

类　　型	暴露时间 在132℃时	暴露时间 在135℃时	干燥时间
包裹仪表托盘	4 min	3 min	20～30 min 16 min
纺织包装	4 min	3 min	5～20 min 3 min
未包装手术器械	3 min	3 min	不需要
未包装的多孔物品或管腔/套管物品	4 min	3 min	不需要

表8-3　环氧乙烷化学杀菌参数

湿　度	温　度	暴露时间	换气时间
50%～75%	30～63℃	2 h	60℃时8 h 55℃时12 h

表8-4 汽化过氧化氢杀菌参数

灭菌温度	时间
40～55℃	28～75 min

表8-5 过氧乙酸杀菌参数

温度	时间
50～55℃	12 min

展示8-1 柔性内镜的处理

伊利诺斯州东北部的一家医院在2013年爆发了CRE耐药菌,疾病预防和控制中心开展了调查,并追踪到在内镜逆行胰胆管造影(Ecrp)中使用的十二指肠镜。当十二指肠镜被用于已知感染CRE的患者时,该医院调整了消毒方式,从使用高水平消毒,到使用自动内镜再处理器(AERs),再到使用ETO气体灭菌。2015年期间,美国爆发了更多的CRE疫情,而且也追溯到十二指肠镜,而十二指肠镜没有得到充分的再处理。在处理任何柔性内镜时,应使用以下过程:

■ 必须在使用时或使用后尽快对柔性内镜和配件进行预清洁

■ 柔性内镜及配件应尽快运送处理

■ 测漏检测应在手动清洗之前和内镜放置在清洁溶液之前进行

■ 所有可到达的管道和内镜的远端,应用大小适合的清洁刷清洗

■ 清洗时应手动开启内镜阀

■ 内镜管道应用清洗液冲洗

■ 根据制造商使用说明书,应使用专门用于十二指肠镜的AER或ETO

■ 应目视检查柔性内镜的完整性,并将其悬挂在所有阀门开启的干燥柜中,如果AER用于高级消毒,则应分离可移动的部件

■ 如果十二指肠镜用ETO气体灭菌,它的储存方式应尽量减少污染,并保护内镜不受损坏。(Bashaw, 2016; Kenters, Huijskens, Meier, & Voss, 2015; Ray, Lin, Weinstein, & Trick, 2016.)

快速蒸汽灭菌器

当物品在手术过程中落地或者器械盘或设备需要立即处理时,就要进行无包装消毒,称为快速蒸汽灭菌(IUSS),过去称为紧急灭菌,除非在紧急情况下,否则是不提倡的。

灭菌类型的优缺点

蒸汽灭菌和化学杀菌都有很多优点和缺点。

蒸汽灭菌的优点是:

■ 无毒的

■ 成本效益好

■ 可穿透包装和管腔/套管

■ 容量大

蒸汽灭菌的缺点是:

■ 损坏热敏物品

■ 可能导致水分残留在包装内

■ 有点燃材料的风险

ETO化学灭菌的优点是:

■ 与大多数材料兼容

■ 能够渗透包装和内腔/套管

■ 操作简单、监测方便

ETO化学灭菌的缺点是:

■ 需要定期排气才能去除ETO残留物

- 有毒、致癌、易燃
- 灭菌过程长
- 需要复杂的监管、监测

汽化过氧化氢灭菌的优点是：

- 环保
- 无毒、无须排气
- 循环时间短

汽化过氧化氢灭菌的缺点是：

- 不能用于纺织品、液体或任何含有可吸收材料物品的灭菌
- 不能用于管腔较长物品的灭菌
- 需要特殊包装
- 容量小

过氧乙酸灭菌的优点是：

- 周转时间快
- 对仪器的损伤较小
- 操作方便

过氧乙酸灭菌的缺点是：

- 只能灭菌可以被过氧乙酸浸入的手术器械
- 有眼睛和皮肤损伤的可能
- 对铅、黄铜、铜和锌有腐蚀
- 灭菌后立即使用，不能储存

无菌物品存放

对手术器械和设备进行灭菌后，将它们存放在适当的地方是很重要的。

贮藏区温度应在24℃左右，湿度不应超过70%。其他准则包括：

- 在物品上使用防尘罩一般不能确保包装的完整性

- 把物品放在密闭或有盖的盒子里
- 如果用货架存放无菌物品,应该是用清洁和干燥的塑料衬垫来防止包装破损
- 存放的无菌物品应按有效期先后使用
- 取放无菌物品时应清洁双手

在手术过程中使用无菌器械和设备,应严格遵循无菌操作原则和维持其无菌性。正确处理手术器械和设备是预防手术部位感染和确保患者安全的重要措施。通过识别化学指示卡,能够区分无菌和非无菌物品,防止非无菌物品进入无菌区域是很重要的。

参考文献

Bashaw, M. A. Guideline implementation: Processing flexible endo-scopes. *AORN Journal*, 2016. 104(3), 225-236.

Kenters, N., Huijskens, E. G., Meier, C., & Voss, A. Infectious dis-eases linked to cross-contamination of flexible endoscopes. *Endoscopy International Open*, 2015. 3(04), E259-E265.

Ray, M. J., Lin, M. Y., Weinstein, R. A., & Trick, W. E. Spread of carbapenem-resistant Enterobacteriaceae among Illinois healthcare facilities: The role of patient sharing. *Clinical Infectious Diseases*, 2016. 63(7), 889-893.

第九章

手术用品

> 每台手术都需要很多不同的手术用品,经过(CST)认证的洗手护士和巡回护士有责任为每台手术做好一切准备。大部分外科手术用品,应随时处于备用状态,在任何时候都可以取用,以确保患者的安全。

在这一章的学习中,你将会了解到:

- 不同类型的手术用品。
- 手术用品的一般原则。
- 植入物和组织的处理。
- 手术安排系统。

外科用海绵

海绵是手术时用来吸收血液和体液的主要材料,可为外科医生创造一个清晰的手术视野,还可以通过按压来控制出血。无菌海绵由高吸水性的纱布制成,有多种尺寸和形状,可用于不同的手术部位。这些海绵是X线可检测的,它们是由聚丙烯、聚酯和硫酸钡组成的蓝色丝线被编织在海绵中,在X线下可见。如果海绵在一个患者体内无意中留下,它将在X线检查中被发现,是非常实用的。

表9-1 列出了一些常见类型的海绵及其用途。

表9-1 常用的纱布及其用途		
名 称	形 状	用 途
4×4	正方形	小手术
剖腹手术("搭接垫")	矩形纱布,角上有一条环形的带子	腹部手术
椎板切除术("拉米垫")	较小版本的搭接垫	脊柱手术 小儿外科手术
花生米"基特纳"	紧密编织的纱布直径约5 mm	顿性剥离
棉球	棉纱球直径约20 mm	头部和颈部手术、盆腔手术
扁桃体棒	圆柱状海绵连着一根绳子	扁桃体手术
扁桃体球	球形海绵连着一根绳子	扁桃体手术
美国强生公司("脑棉")	大小不同、厚薄不一的棉布附着在一根绳子上	神经外科 鼻部手术

锐器类

锋利的手术用品,包括刀片和缝线(带针)。

刀片

刀片形状各异、大小不一,它们是由碳钢制造的,锋利是必须具备的,以下是常用的刀片:

- 20号刀片(常用于皮肤切开)
- 10号刀片(图9-1)
- 15号刀片(图9-1)
- 11号刀片(图9-1)
- 12号刀片
- 海狸刀片(用于眼睛和耳朵)
- 柳叶状刀片
- 镰状刀片

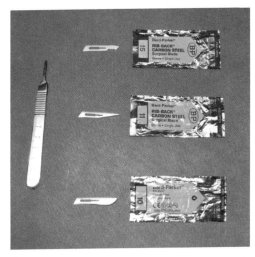

图9-1 刀柄（左）、15号刀片（上）、11刀片（中）、10刀片（下）

缝合线和针

缝线用于吻合或关闭组织，有许多不同的型号，具体用法取决于以下几点：

- 解剖部位
- 组织的类型
- 外科医生的喜好
- 特定的缝合线性能

缝合线的性能如下：

- 天然或合成的可吸收线
- 天然或合成的不可吸收线

可吸收缝合线根据吸收时间的递增，通常用于软组织，如脂肪组织、皮下组织和肠道组织。不可吸收的缝合线通常用于心血管组织、神经组织和皮肤。还有一些可吸收的天然缝合线如下：

- 胶原蛋白缝合线
- 普通的医用肠线
- 快速吸收的医用肠线

- 含铬的医用肠线

合成可吸收缝合线如下：

- 聚糖乳酸910（微乔）
- 聚乙内酯（德胜Ⅱ）
- 聚卡普隆25（单乔）

不可吸收的天然缝合线：

- 医用缝合丝线
- 医用缝合棉线
- 医用缝合钢丝

不可吸收的合成缝合线：

- 尼龙
- 聚酯纤维（慕斯灵带/爱惜邦/泰科涂层）
- 聚丙烯（普里灵）

其他缝合线如下：

- 单丝（如普里灵）
- 复丝（如丝线）

每种缝合线通常连接在一根针上（图9-2）。但针是不同的：

- 针尖
- 针体的形状
- 针体弧度
- 针体大小

如果缝线没有连接到针头上，那就称为免打结缝合线，可能用一个卷轴式包装（图9-3）或只是包装在一个小袋里，用于小血管的缝合。

较新的技术加入到一些闭合装置，它是一种带有倒刺的缝合材料，可以是双向的和单向的，也可以不用打结。有固定在缝合材料上的倒钩，以产生持续的张力和增强韧性，这些闭合装置可以节省缝合时间和使缝合更牢固。

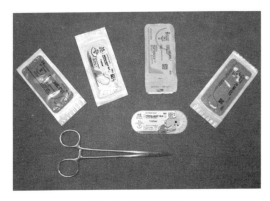

图9-2 带针缝合线

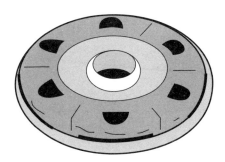

图9-3 缝合线卷轴

刚开始使用时,手术室工作人员对各种缝线和针的使用通常会混淆,通过一段时间后,就会熟悉哪种类型的缝合线被用于哪种特定类型的组织。一件必须记住的事情是,吸收性缝合线不能在血管上使用,因为当它们溶解时,会导致缝合失效。

注射器和缝针类

注射器有容量大小之分,选择是根据给患者注入液体的多少而定。常见的注射器如下：

- 1 ml
- 3 ml
- 5 ml
- 10 ml
- 20 ml
- 60 ml

可以连接到注射器上的针头可以是：

- 活动的或固定的针基安全装置（推荐）；
- 没有安全装置的普通针。

每根针的直径作为它的量规（G），数字（如22G）越高，其直径就越小，这与法国导管尺寸的测量相反。

速记

提问：外科医生要一根18G的针和一根24G的针，哪个直径更小？

回答：24G的针头直径更小。

吸引管

吸引管在手术室用途广泛，在无菌区用它来清除液体或血液，也被麻醉医生用来抽吸气道。吸引管是非常重要的，特别是在紧急情况下，当患者进入手术室前，建议做好抽吸准备。

无菌保护套

不同类型的无菌保护套，用于不同的无菌区域，如下：

- 探针保护套
- 显微镜保护套

- 相机保护套
- 灯柄保护套

导管类

导管有不同的尺寸,可用于不同的目的,如从患者身上引出尿液、液体或血液。其中一些导管包括:

- 红色橡胶导管("直导管")
- 经皮肾造瘘导管
- 猪尾导管
- 折轴导管

记住导管的尺寸是法国测量单位(F),很重要的。导管数字(如24F)越大,导管直径越大。这与针头测量相反,有时会让初到手术室的护士感到困惑。

导管有些特殊构造,端口带有气囊(图9-4)。气囊的目的通常是把导管固定在空腔内,或者在空腔壁施加压力。每一个球囊对加入的液体(无菌水)或空气都有量的限制,这个量将在导管端口和包装上注明。

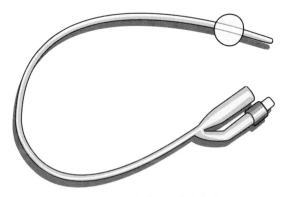

图9-4 导尿管端口和球囊尖端

记住气囊导管使用的是无菌水而非无菌生理盐水，这个很重要，因为钠盐会附着在橡胶导管上。此外，即使气囊中含有一定量的液体，也需要额外的液体来填充导管的腔隙。例如：一个5 ml的气囊将配有10 ml的无菌水注射器，5 ml进入气囊，5 ml填充管腔。

引流类

引流常用于：

- 防止液体积聚，如血液或体液
- 防止空腔内空气积聚，也称为无效腔

引流可以是：

- 开放的，不连接任何装置（例如，Penrose）
- 封闭的，连接到一个收集装置（例如，Jackson Pratt）

收集装置可以是：

- 被动的，只是收集液体（例如，T管）
- 活动的，吸出液体（例如，Hemovac）

其他配件

还有许多其他的无菌物品被带入手术室，甚至可能是手术室常用的。包括：

- 方盘
- 标本容器
- 止血带
- 防雾设备
- 烧灼头清洁剂
- 防水皮肤标记笔
- 棉签
- 安全别针

无菌用品的一般准则

在使用无菌用品时应遵循一般准则,其指导方针包括:

- 在手术室封闭的柜子里存放用品
- 患者进入手术室前,应移除手术间里不需要的物品
- 要有材料安全数据表和说明书存档,可供查阅

速记

提问:为什么在患者到达手术室前预先准备和收集手术资料是很重要的?

回答:一旦患者到达手术室,你将给予患者和外科医生专注的服务。此外,出入房间和走动会增加微生物的传播(见第六章)。

植入物

美国食品和药品管理局(FDA)规定,任何按需植入的设备都必须记录在植入日志上,以便进行追踪。FDA要求独特的设备标识符(UDI)在植入体的标签和包装上,以便将它们放置到FDA全球UDI数据库中。

植入物包括:

- 医疗器械
- 组织
- 骨骼
- 人工或生物移植物

记录文档应该包括:

- 植入的位置
- 制造商名称

- 批号和(或)序列号
- 植入物的种类和(或)型号
- 有效日期(如果适用)

人体组织库的处理略有不同,被归入美国人体组织库协会的管理范围。可存放在人体组织库的组织包括:

- 角膜
- 干细胞
- 骨骼

美国人体组织库协会要求:

- 获得组织的外部供应商的AATB认证复印件;
- FDA注册复印件;
- 采购、保存和使用的所有组织产品清单。

对植入物和人体组织的质量控制和追踪,可以是自动或手动配对,无论哪种方式,重要的是准确地记录,以便能够在召回事件中检索到正确的信息。

手术室库存系统

自动化供应有助于控制外科手术用品的库存,并获取有价值的使用信息,用于向患者账户收费和重新采购,外科库存系统具备以下优点:

- 减少存货
- 制作月度报告
- 减少工作流程中断
- 收取费用后立即使用
- 降低费用的损失

这些类型的系统是有效管理供应品的一种方法,大多数系统都提供基于网络的培训,并且易于操作。对于洗手护士/CST、RN(注册的)第一助手和巡回护士来说,能够使用外科库存系统是非常重要的。

第三部分

外科手术基础

第十章

基础外科手术

外科手术种类繁杂，掌握基本的解剖学、生理学、患者相关的危险因素以及患者拟实施的手术是很重要的。在过去的数十年里，外科手术逐渐演变成微创手术，也更依赖新兴技术。注册护士、执业外科医师和手术第一助手应该通晓基础外科手术，并能够将他们掌握的基础手术应用于不同的患者群体。

在这一章的学习中，你将会了解到：

- 基础类别的外科手术。
- 确认患者的手术体位、铺巾方法和术中用物。
- 关注不同年龄层次的患者。

掌握外科手术需要大量时间和知识，在最开始，了解基础手术类别，并能够正确识别和预测特殊患者的需求是很重要的。

耳鼻喉科及头颈部手术

一些常见的耳鼻喉科及头颈部手术有：

- 扁桃体切除术
- 鼻再造术

- 面部重建术
- 镫骨切除术（中耳手术）
- 甲状腺切除术和甲状旁腺切除术
- 颈部淋巴结清除术

这类手术常用的体位是：

- 仰卧位
- 半坐卧位，也称为沙滩椅位

这类手术常用的手术单有：

- 无菌头巾
- U形无菌巾
- 覆盖身体的无菌单

无菌头巾（图10-1）有助于包裹患者的头发，远离无菌区域。头发被认为是有菌的，应该包裹在一次性的头发护罩和无菌巾中。无菌头巾可以用以下用物制作：

- 2条无菌巾
- 1条无菌巾和3/4的中单
- 一种不穿孔的塑料制巾夹，用来夹闭无菌巾

手术用物根据手术和外科医生的喜好而有所不同，但常见的手术用物包括：

- 针状电极

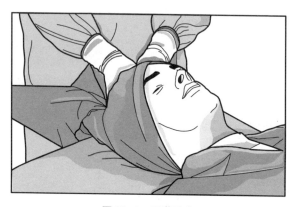

图10-1　无菌头巾

- 用于钝性分离组织的"花生米"（头颈部手术）
- 可吸收缝线
- 血管环
- 专用仪表盘
- 植入物（面部重建术）
- 扁桃体海绵
- 脑棉（鼻部手术）

眼科手术

一些常见的眼科手术有：

- 白内障手术
- 泪囊鼻腔吻合术（鼻腔内建立新泪道）
- 睑板腺囊肿切除术（眼睑囊肿）
- 眼睑成形术（眼睑手术）
- 眼球摘除术（摘除眼球）
- 清创术（清创眼眶）
- 角膜移植术（移植角膜）

这类手术常用的体位是：

- 仰卧位
- 半坐卧位，也称为沙滩椅位

很多时候，患者的头部需要用皮带或支架来保持固定，护腕带也被用来让患者保持手术体位。一些手术室的床上有一个狭窄的头盖，可以让外科医生更靠近做手术的眼睛。

这类手术常用的手术单有：

- 无菌头巾
- U型无菌巾
- 覆盖身体的无菌单
- 可以阻挡液体流出的塑料眼罩
- 纸板桥

纸板桥放置在患者的下巴上,用来支撑起无菌巾,使其不覆盖在患者的口鼻上。这将使患者在手术过程中更舒适。

术中用物根据手术和术者的喜好而有所不同,但常见的手术用物包括:

- 显微镜套
- 眼外科用海绵
- 植入物
- 一次性眼刀和针头
- 平衡盐灌洗液(BSS)

速记

平衡盐灌洗液是一种用于眼组织冲洗的等渗溶液。它既用作眼外(外用)也可用作眼内(内用)冲洗液,有助于保持眼睛湿润。通常,为了保持眼睛的湿润和清洁,人每分钟眨眼2～50次。因为在眼科手术中眼睛要保持睁开,显微镜下的光直接照射在眼睛上,用平衡盐灌洗液冲洗术野是保持眼睛湿润的重要方法。

使用的专用设备取决于眼科手术的类型。手术相关人员必须能对每台设备进行调节和使用。

专业设备包括:

- 超声乳化机(白内障手术)
- 后玻璃体切除机(玻璃体切除手术)
- 冷冻治疗机(视网膜手术)
- 激光(白内障手术、角膜手术和玻璃体切除术)

心脏、胸部和血管手术

一些常见的心脏、胸部和血管手术包括:

- 支气管镜检查（气管、支气管和肺的可视化）
- 开胸手术（切开胸部，进行组织活检）
- 肺切除术（肺切除）
- 冠状动脉旁路移植术（开心手术改善血流）
- 二尖瓣置换术（心脏瓣膜置换术）
- 股-腘动脉旁路术（用移植物绕过闭塞区域，恢复腿部的血流量）

这类手术常用的体位是：

- 仰卧位
- 侧卧位
- 半侧卧位

这类手术常用的手术单有：

- 无菌巾
- 洞巾
- 覆盖身体的无菌单

手术用物根据手术和外科医生的喜好而有所不同，但常见的手术用物有：

- 腿垫
- 血管环
- 带圆球的海绵棒
- 电刀
- 吻合器
- 光纤显微镜
- 脱脂棉缝线
- 胸腔引流系统

当胸腔打开时，使用胸引管和胸腔引流系统，可以恢复胸腔内的负压，防止肺部塌陷。胸引管通常在患者手术结束时放置，当胸腔关闭时，连接到胸腔引流系统（图10-2）。

所需的专用设备取决于手术的类型，可能需要：

- 心脏旁路设备

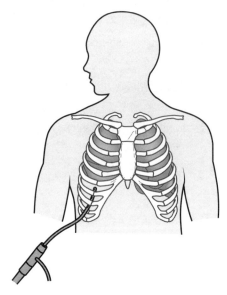

图10-2　胸引管装置及放置

- 额外的监测设备
- 多普勒超声设备

速记

　　多普勒超声是利用超声波来确定血液在血管中的流动情况。必要情况下,外科医生在手术室可以通过多普勒超声确定血流量是否减少或阻塞,并再次评估血管情况。多普勒超声设备可以作为无菌设备在手术中使用,也可以作为未灭菌设备在手术结束时使用,来确定血流情况。

普外科手术

　　一些常见的普外科手术包括:
- 乳房切除术(切除乳房)
- 疝修补术(疝修补)

- 胆囊切除术（切除胆囊）
- 结肠切除术（肠部分切除术）
- 阑尾切除术（切除阑尾）
- 腹主动脉瘤切除术（切除薄弱的主动脉壁并植入移植物）。

这类手术常用的体位是：

- 仰卧位
- 截石位

这类手术常用的手术单有：

- 无菌巾
- 洞巾
- 覆盖身体的无菌单。

手术用物根据手术和外科医生的喜好有所不同，但常见的手术用物包括：

- 电刀
- 腿垫
- 带圆球的海绵棒
- 能量装置
- 可植入的移植物、疝修补片
- 吻合器

腹腔镜手术

由于外科技术的进步，许多腹部手术现在都采取腹腔镜手术。这使患者术后的恢复时间更短，疼痛更少，腹腔镜手术所需的用物有：

- 内镜和摄像头
- 用于进气的气腹针
- 戳卡（穿刺器）

内窥镜有许多不同的直径（例如，2 mm、5 mm、10 mm），有不同的视角(例如,0°、30°、45°、70°),这些光学视角取决于外科医生在手术中需要什么样的视野。内窥镜也有不同长度(例如,31 cm、42 cm、57 cm)用于更深的腔隙。

戳卡通过一个很小的切口提供进入腹腔的途径,为了能够在腹腔放置戳卡,首先要将二氧化碳气体充入腹部。气腹针针尖小而钝,所以它可以轻柔地、安全地进入腹腔内。当腹腔被二氧化碳气体填充满后,就可以用戳卡进行穿刺。在未建立气腹就使用戳卡进行穿刺时,必须注意避免刺穿腹部结构(如结肠、主动脉)。

充气是将二氧化碳气体(最好是温暖的)注入腹腔,以帮助术者观察解剖,并为手术创造操作空间,这个过程叫作气腹。用二氧化碳气体建立气腹是因为:

- 不可燃
- 易吸收
- 便宜

在控制进气机时必须注意监测以下内容,以保证患者的安全:

- 进气流量(通常为 $15 \sim 20$ L/min)
- 进气总体积(随手术时间长短而变化)
- 腹腔内压力(约 15 mmHg)

戳卡让外科医生通过一个小切口,然后使用长的器械通过戳卡入腹腔进行手术,戳卡有许多不同类型,可以是:

- 锋利的
- 钝性的
- 可扩张的

戳卡有不同的尺寸,直径范围从 $5 \sim 12$ mm,戳卡的选择取决于将要通过的内镜和器械的大小。

戳卡的部件有:

- 护套或套筒
- 密闭装置

现在许多戳卡是可重组的,其中戳卡的一部分被处理,另一部分是可重复使用的。减速盖被设计成卡在戳卡的开口端上,有效地将开口尺寸缩小,这将防止二氧化碳气体通过戳卡逸出减少腹部膨胀,影响腹部结构的可视化时。

速记

提问:一名新护士接到一项任务,为一名58岁有多次腹部手术史的患者准备一个手术间进行结肠切除术,有哪些是需要考虑的重要因素?

回答:新护士首先需要清楚手术将选择腹腔镜手术还是开放手术。由于患者有多次腹部手术史,腹腔内可能有粘连。因此,护士最好备有开放手术所需的手术用物和设备,包括电刀、膝垫、外科医生需要的能量装置、吻合器、戳卡、内镜和摄像头。

妇科和泌尿生殖道手术

一些常见的妇科和泌尿生殖道手术有:

- 子宫切除术(切除子宫)
- 输卵管卵巢切除术(切除输卵管和卵巢)
- 清宫术(扩开宫颈刮除子宫内膜)
- 前列腺切除术(切除前列腺)
- 经尿道前列腺或膀胱肿瘤切除术(经尿道切除前列腺或膀胱肿瘤)

这类手术常用的体位是:

- 仰卧位
- 截石位

这类手术常用的手术单有:

- 无菌巾

- 无菌洞巾
- 覆盖身体的无菌单

手术用物将根据手术种类和外科医生的喜好而有所不同,常用的手术用物有:

- 电刀
- 膝垫
- 带圆球的海绵棒
- 能量装置

机器人手术

如上一节所述,许多外科手术通常采用腹腔镜进行,一些外科医生也将机器人技术用于腹腔镜手术。机器人手术利用机器人设备,通过持有和操纵腹腔镜仪器协助术者。在某些情况下,机器人手术可以让手术切口更小,并且为外科医生提供更高的精细度和灵敏性。

一些常见的可以通过机器人设备进行的腹腔镜手术有:

- 子宫切除术
- 前列腺切除术
- 肾切除术

骨科手术

一些常见的骨科手术包括:

- 髋关节或膝关节置换术
- 椎板切除术(从颈椎、胸椎或腰椎切除椎间盘)
- 外固定术(在骨折时,用外科装置将肢体固定在适当位置)
- 关节镜检查(通过内镜观察关节)
- 切开复位内固定术(骨折复位并用螺钉、销钉钢板固定)

这类手术常用的体位是：

- 仰卧位
- 半坐卧位
- 骨折牵引位

对于特定类型的骨折，使用专门的骨折牵引器，使外科医生能够在手术过程中通过牵引力将骨折点对合，这通常是在连续X射线可视化下进行的，也称为透视法。

这类手术常用的手术单有：

- 无菌手术巾
- 无菌洞巾
- 手术防水贴膜（例如，体液、冲洗液）
- 覆盖身体的无菌单

手术用物将根据手术种类和外科医生的喜好而有所不同，常用的手术用物有：

- 电刀
- 膝垫
- 植入物

神经外科手术

一些常见的神经外科手术包括：

- 开颅术（颅骨切开对大脑进行手术）；
- 颅成形术（颅骨缺损的修复，可能是由于外伤、畸形或外科手术导致）；
- 脊柱融合术（两个或多个椎体融合在一起）。

这类手术常用的体位是：

- 仰卧位
- 俯卧位
- 斜坡卧位

这类手术常用的手术单有：

- 无菌巾
- 无菌洞巾
- 手术防水贴膜（例如，体液、冲洗液）
- 覆盖身体的无菌单

手术用物将根据手术种类和外科医生的喜好而有所不同，常用的手术用物有：

- 电刀
- 凝胶垫
- 脑棉

关注不同年龄层次的患者

应关注患者以下情况：

- 年龄
- 精神状态
- 认知水平
- 文化信仰
- 个人限制

对新生儿、婴儿和儿科患者的关注点包括：

- 维持正常体温；
- 由于患儿体表面积小，要用小规格无菌巾和小儿用品；
- 在与孩子说话时，使用恰当的语言。

对老年患者的关注点包括：

- 维持正常体温；
- 脆弱皮肤完整性的评估与监测；
- 关节活动度和相应体位的评估；
- 骨质疏松和骨折的可能性。

对肥胖患者的关注点包括：

- 使用特殊设备（例如，大规格担架、大规格手术床、特大病患服、特大血压袖带）；

- 使用超长仪器；
- 使用空气辅助传送装置或动力提升装置；
- 确保有足够的人员协助。

速记

提问：护士正在讨论一个6岁的患儿，拟行右侧腹股沟疝修补术，下面哪种解释合适？

第一种解释："我们将会在麻醉下，为你实施右侧腹股沟疝修补术，术后将你送到麻醉监护病房，在那里等待你从麻醉中醒来。"

第二种解释："我们让你小睡一会儿，在这期间我们会修好你的肚子，当你醒来的时候，你会和你的家人都在'唤醒室'，我们会好好照顾你的。"

第二种解释适合6岁年龄的儿童。

激光手术

激光用于许多不同类型的外科手术，包括：

- 眼科
- 耳鼻咽喉科
- 妇科
- 泌尿外科

激光这个词是"受激辐射引起的光放大"的缩写。当能量被添加到介质中时，激发产生光。这导致能量以窄光束形式释放，高能光束对组织具有热作用，可以切割、凝固或汽化组织。

激光能量可以是：

- 红外线
- 紫外线

- 可见光

光可以与组织有不同的相互作用,可以:

- 反射
- 散射
- 传输
- 吸收

因此,必须谨慎使用激光,激光可能造成以下危险:

- 眼角膜和视网膜损伤
- 皮肤灼伤
- 外科手术烟雾危害
- 火灾隐患

医院通常在激光手术区域指定一名激光安全员,以确保执行职业安全与健康管理局、美国国家标准研究所和围手术期注册护士协会制定的指导方针。这将促进激光的正确使用、采取正确的预防措施、维护不同类型的激光设备。

激光设备的类型有:

- 医用二氧化碳激光器
- 氩气激光器
- Nd：YAG激光器(钕钇铝石榴石晶体激光器)

一些基本的安全准则包括:

- 在手术间所有入口处张贴激光警告标志;
- 为手术相关人员和患者提供合适的防护眼镜;
- 在条件允许的情况下遮蔽窗户;
- 校准与测试激光;
- 使用排烟机;
- 灭火器备用;
- 手术室内可使用的水盆;
- 用于覆盖患者的无菌湿毛巾;
- 使用阳极电镀的、钝性的、无反射的或哑光的仪器;
- 激光设备在未使用时应放置于备用位置。

第十一章

外科器械

关于手术器械的基本知识和器械的使用，对于洗手护士、主刀外科医师、第一助手和巡回护士而言非常重要。对于新手来说，有时外科器械看似一样实则不同，认识每种器械是一项艰巨的任务。

在这一章的学习中，你将会了解到：

■ 常规器械的分类。
■ 基础器械的主要区别。
■ 器械清点的要求。
■ 解决器械清点的差异。

器械分类

器械分为很多种，没有人可以将每一种器械的名称都记下来。特殊器械的名称通常来源于：

■ 器械的发明者
■ 器械的功能
■ 器械的外观
■ 器械的昵称

除了许多机构和外科医生拥有某些器械的专属名称甚

至昵称,学习每种器械的专有名称,可能还需要花费一段时间。因此,根据器械用途可分为以下几类:

- 切割和解剖
- 夹紧和抓取
- 牵引
- 扩张和探查
- 腹腔镜
- 专用器械

大多数器械由以下材料组成:

- 不锈钢(夹钳)
- 碳化钨(剪刀、持针器)
- 铝(部分器械)
- 钛(轻量级的显微外科器械)

切割或解剖类的器械

这类型的器械通常很锋利,且用来切割不同类型的组织,例如:

- 皮肤
- 骨骼
- 韧带/肌腱

某些类型的解剖和切割器械包括:

- 手术刀
- 剪刀
- 凿子/骨刀(图11-1)

常用的一些基本类型的剪刀是:

- (麦忍巴姆)精细剪
- 直剪或弯剪
- 组织剪
- 史蒂文斯剪

剪刀的形状有：

- 直的
- 弯的
- 有角度的

手术团队使用的剪刀类型取决于用途、部位以及外科医生的偏好。较小的剪刀通常用于较小的患者或较小的身体部位，而较长或较大的剪刀用于较深或较大的身体部位。

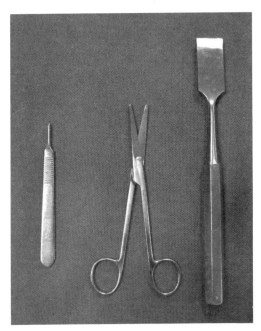

图11-1　刀柄（左）、直剪（中）和骨刀（右）

速记

直剪只能用于无菌区域剪断缝合线，当用于其他用途时，其刀刃会变钝，并且螺钉会松动和/或分离。因此，每种类型的剪刀都只应用于其特定的用途。

夹紧或抓取类的器械

这些器械用于：
- 封堵、夹闭
- 抓或持

这些抓持类的器械包括：
- 夹钳
- 巾钳或组织钳
- 持针器

夹钳

手术室里的夹钳很多，并且在无菌台上的洗手人员将有许多不同类型的夹钳。

部分夹钳组成部件如下：
- 手指环
- 柄（柄的长度取决于伤口的深度）
- 棘齿（用来固定钳住的组织）
- 螺丝、螺纹套管接头或梁（仪器的部件连接在一起）
- 钛合金器械（轻量级的显微外科器械）

图11-2展示了一些最常见的基本钳子。

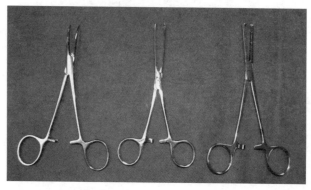

图11-2 弯止血钳（左）、组织钳（中）和直可可钳（右）

镊子

组织可以被夹钳以外的器械来抓握和握持,镊子就是这种器械的其中一种(图11-3)。这些非钳式抓取器可以具有以下特征:

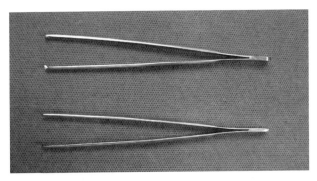

图11-3 有钩镊(上)和无钩镊(下)

- 一个齿形端抓住组织(例如,皮肤)
- 一个无齿端可以抓住更细腻的组织(例如,血管)

持针器

持针器(图11-4)持住缝合针,有很多不同类型的上腭(钳端)。可以是棘轮,也可以是非棘轮,具体取决于以下情况:

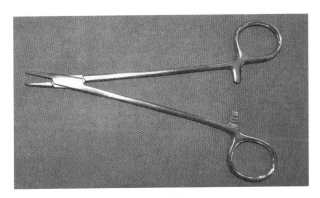

图11-4 持针器

- 持住缝合针
- 缝合组织

牵引器械

这类器械会被用于：
- 保持切口边缘开放；
- 扩大手术视野；
- 更好地观察组织结构。

速记

　　提问：你能识别出图11-5所示的器械吗？

　　提示：想想它们属于哪个类别？并尝试以这种方式开始学习器械。

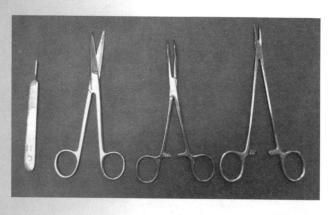

　　答案：从左到右为刀柄、直剪、弯止血钳、持针器。

　　牵开器可以是手动固定或是可以自动保持，这意味着它们不需要人将它们固定在位（图11-6）。

　　一些常用的牵开器包括：

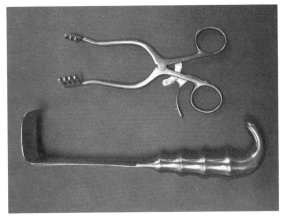

图11-6　牵开器：乳突撑开器（自动保持，上）；直角拉钩（手动保持，下）

- Army-navy（自动保持）
- 静脉拉钩（手动保持）
- 直角拉钩（手动保持）
- 乳突牵开器（自动保持）
- 腹腔自动牵开器（自动保持）

扩张或探查器械

扩张器是用来拉伸或扩大一个自然腔隙或孔的。

一些常用的扩张器有：

- 汉克/黑格尔扩张器（用于子宫颈；图11-7）

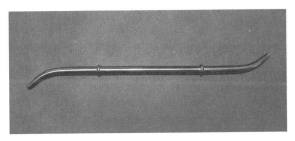

图11-7　汉克扩张器

- 尿道扩张器
- 血管扩张器
- 气管扩张器

探针

探针可以是刚性的或可塑形的。根据部位进行探索、扩张或轻柔移动结构。

一些常用的探针包括：

- 银探针（与凹槽导向器一起使用；图11-8）
- 泪道探针
- 瘘管探针
- 腹腔镜探头

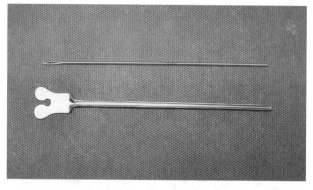

图11-8　银探针（上）和凹槽导向器（下）

腹腔镜器械

腹腔镜器械可以是一次性的、可回收或可重复使用的。通常有以下几个部分：

- 手柄
- 鞘

■ 尖端

腹腔镜器械必须通过戳卡，且直径为3～12 mm。必须使用大小相当的戳卡。

常见的腹腔镜基本器械如下：

■ 解剖器（图11-9）

■ 剪刀

■ 抓钳（图11-9）

■ 弹簧抓钳（图11-9）

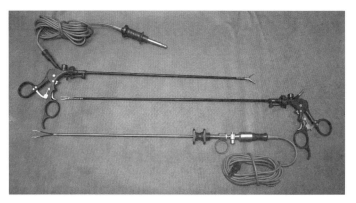

图11-9　腹腔镜解剖器（上）、腹腔镜抓钳（中）和腹腔镜弹簧抓钳（下）

特殊器械

根据不同的外科专业，可以使用不同的特殊器械。这些器械会在每一个专科的轮转中学习到。

一些特殊的器械如下：

■ 电锯

■ 钻头

■ 分离器

■ 肌肉活检套管针

■ 锥子

洗手时,如果你担心记不住一些器械的名称,你可以用无菌标记笔,在纸质盖布旁写下器械的名称,但不建议经常使用这种方法或作为学习器械名称的替代方法,仅在必要的时候可以用它来帮助强化记忆。

器械清点的要求

保留手术清点错误的依据(RSIs),对患者、整个手术团队和医院来说都是非常重要的。许多州要求公开报道此情况,披露信息,这意味着公众对这一问题有了更高的认识。联邦政府和国家机构、认证机构、第三方支付机构和专业组织都认为RSIs是一个警戒或从"不"事件。RSIs的风险会随着以下情况而增加:

- 急诊手术
- 意外情况
- 多个程序
- 高体重指数
- 沟通障碍

一个重要的标准做法是清点所有的手术器械,并将所有的器械放在手术室,直到患者离开房间为止。

以下措施可限制RSIs的风险:

- 有标准的器械托盘
- 使用预先印好的清点表
- 如果可能的话,只使用偶数的器械
- 每次都要创建和遵循清晰的流程
- 多学科团队合作

必须遵守清点时机的要求：

- 手术开始前（初始清点）
- 当器械被添加到无菌台上时
- 关闭体腔内腔之前（仅限软性物品[①]）
- 切口闭合前（最后清点）
- 更换洗手护士时

经认可的清点器械的方法有：

- 大声地
- 由洗手护士和巡回护士共同执行
- 由洗手护士和巡回护士同时检查器械
- 把每一件器械拆开、清点
- 识别并分类清点
- 按逻辑顺序进行（从地上到手术托盘再到器械台）

解决清点差异

开始使用器械的数量不能反映器械的最终数量，当器械被破坏或者拆分时，就会出现数量差异。

在这种情况下，重要的是：

- 通知外科医生和其他手术成员
- 检查手术切口
- 探查无菌区域
- 搜索手术台周围的区域（包括手术床下、敷料下、垃圾袋中）
- 获取伤口X线片
- 遵循医院特定的政策和程序
- 记录寻找过程

---

① 软物品包括吸收性明胶海绵、大纱条、锐器和其他物品，但不包括器械。

辅助清点的技术

有许多新的技术，帮助手术室清点器械。这些技术设备包括：

- 条形码编码法
- 射频识别
- 射频杂交

这些设备不会影响常规的护理操作，辅助技术应作为一种附加的安全措施，与人工清点和标准化程序一起用于验证清点的准确性。

第十二章

电外科

电外科手术装置是手术室中最实用、最有价值的设备之一。因此，手术团队的所有成员都必须了解如何正确地使用，以最大限度地减少对患者和手术团队的伤害。

在这一章的学习中，你将会了解到：

- 电外科手术装置的组成部分（ESU）。
- 电外科手术的方法。
- 不同组织的使用效果。
- ESU设置和手持部件。
- 安全注意事项。
- 排烟的必要性。

ESU为组织提供高频电流，以便于：

- 去除病变。
- 止血。
- 切除组织。
- 汽化组织。

ESU的组成

ESU的组成：

- 发生器（ESU机器）
- 活性电极（手笔部件）
- 回路电极（负极片）

电外科方法

电外科方法：

- 单极
- 双极
- 超声波
- 氩气强化凝血
- 血管封闭

单极

单极是手术中最常用的电外科方法。为了完成一个电路，发生器将产生的电流和电压通过患者传到活性电极，然后传送到负极片，最后返回到发生器（图12-1）。

负极片或回路电极把电流从患者身上移走，并将其返回到发生器。当能量被集中到一个小区域，比如电极尖端时，组织会产生电阻，也称为阻抗，此电阻会产生热量。

负极片（回路电极）

推荐使用有回路电极监测（REM）的。RME负极片可监测阻抗的数量，或者合计电子穿过患者负极片所在位置的组织所需的电压量，并在造成伤害前关闭发生器。这些负极片可以防止由于回流电极接触不良而导致的患者灼伤（市场上仍有非监测负极片，若采用此类负极片则需谨慎操作）。

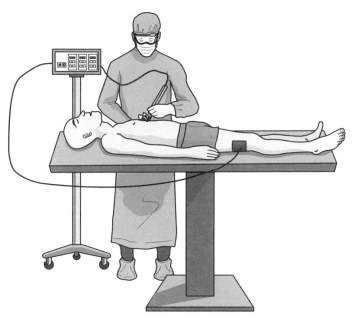

图12-1 单极回路

负极片的布置和注意事项

负极片应注意:

- 尽可能地靠近手术位置
- 粘贴在供血良好的肌肉上(例如,大腿、侧腹部、臀部)
- 若被液体或可能被溶液浸湿则应立即更换
- 依照患者的体重指导准则为选择标准(负极片有不同的尺寸:新生儿、幼儿、成人)

使用负极片应避免:

- 重叠的部分
- 放置在骨骼凸起、纹身、瘢痕或者有金属植入的部位
- 将其提前取出(可能会变干)
- 放置到患者身上之前不要接通电源
- 对负极片做任何的剪裁和修改

回流电极(负极片)灼伤:

如果回路电极的温度太高,可能会导致灼伤。因此,正

确放置回路电极和持续监测是很重要的,可确保正常的电极回路。某些情况会增加灼伤的可能性,例如:

- 过度茂盛的毛发
- 脂肪组织
- 骨突起
- 液体
- 脱胶
- 瘢痕组织
- 纹身
- 不规则的身体轮廓

速记

提问: 一位营养不良的老年患者被安排做子宫切除手术。在术前评估中,得知她在3年前右髋关节损伤,并安装了一个假体,以稳定右髋关节。请问哪里才是放置回路电极(负极片)的正确位置呢?

回答: 应该尽可能靠近手术部位,应放置在一个没有瘢痕和金属植入且供血良好的组织区域。因此,经过检查能符合标准的地方,左大腿是一个最合适的位置,其他的选择可以是手臂、侧腹或左臀。

双极回路

双极通常用于眼科和血管外科的手术,以及当患者有植入式心律转复除颤仪(ICD)或心脏起搏器的情况下。双极回路不需要负极片,在双极钳的尖端是活性电极和回路电极(图12-2)。

因此,为了完成一个电回路传导,发生器通过患者将电流和电压传递给活性电极,然后传回到仪器的另一端齿尖,再回到发生器。

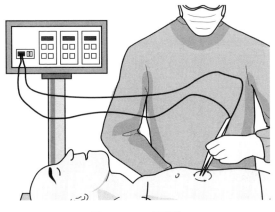

图12-2　双极回路

脚踏开关

当手柄开关无法激活时,可用脚踏开关激活ESU。这需要插入合适的脚踏板,并且将踏板放在手术医生的脚边,一定要让手术医生清楚知道脚踏板的位置,以防止其无意识地激活电极。

超声射频

超声波射频利用交流电在高温下产生摩擦力,从而产生凝血或烧蚀(请参阅第十三章以获得更详细的信息)。

氩气刀

氩气刀是使用氩气来增加ESU的效果,从而减少组织损伤和失血。这种方法采用单极电极,并且需要使用负极片。这种方法通常用于有较大的面积需要止血的区域(例如,在根除肿瘤的治疗过程中)。

血管闭合系统

有一些仪器可以用加热代替缝合线,可将最高7 mm的组织和血管封闭。这种血管密封器可用于开腹或腹腔镜手术。这种技术采用双极连接,因此不需要负极片。能量流从发生器产生传导到仪器,从仪器的一侧尖端发出,穿过组织,回到仪器另一侧相反的尖端,最后回到发生器。

不同组织的效果

根据尖头的种类、组织以及尖头的使用方法不同,ESU能够产生如下不同的效果(图12-3):

■ 切割和汽化(使用高热)

■ 凝结(使用较低热量)

■ 干燥(当电极与组织直接接触时)

■ 电灼(在一个较大范围的区域用较低的热量和较多的凝结来碳化组织)

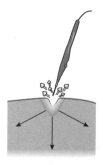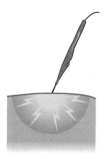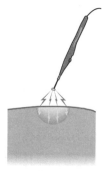

图12-3　电刀切割(左)、干燥(中)和电灼疗法(右)

ESU设定说明

根据手术医生的偏好、组织类型和所需效果，发生器可以被设置成不同的功率。主要有以下类型：

- 切割（100%开启）
- 混合Ⅰ（50%开启和50%关闭）
- 混合Ⅱ（40%开启和60%关闭）
- 混合Ⅲ（25%开启和75%关闭）
- 凝结（6%开启和94%关闭）

切割产生的热量最多，而凝结产生的热量要少很多，它将组织凝结而不是将其蒸发。混合Ⅰ到混合Ⅲ的选项并不是切割和凝结的结合，而是利用开启和关闭热量来产生不同的组织切割效果。

ESU的电源功率设定说明

ESU电源设置的范围从$1 \sim 100$ W，并且在很大程度上取决于以下因素：

- 所需要的组织效果
- 活性电极尖端的尺寸和类型
- 发生器激活所持续的时间
- 手术医生对活性电极的操作

ESU手笔的尖头

有许多不同类型的尖头可以安放在手柄上，一些常见的尖端有：

- 刀片尖端
- 针叶尖端
- 球形尖端
- 环形尖端

尖端可以用不同的涂层来防止组织附着积累在尖端，从而影响其效果。类似的涂层有：

- 镀膜/上胶尖端
- 聚四氟乙烯尖端
- 保护涂层尖端

速记

由于尖端的类型和涂层有很多种，所以使用标准化的预制尖端是很重要的。不建议自行剪裁导管，将其套在预制尖端，这样的行为是危险和不安全的。

ESU尖端的清洗

ESU的尖端会附着残骸、炭和多余的组织，这被称为焦痂。为了保证ESU尖端能够正常使用，需要经常清洁，经常检查并且用以下一种方法清洁尖端是很重要的：

- 尖端清洁器（用于清洁的抗磨损垫）
- 一种湿性的4×4的X射线检测海绵（推荐用于聚四氟乙烯和镀膜尖端）

安全须知

ESU是一种非常有效的设备，但在使用这个设备时，安全性是最重要的。需做到以下几点：

- 将活性电极放在一个绝缘支架上，以防止意外激活
- 放置一块被水/盐溶液浸湿的纱布在无菌区域内，以防在使用ESU时着火
- 使用最低有效功率
- 当患者有ICD或心脏起搏器时，采用双极ESU
- 检查绝缘部分是否完好，特别是可重复使用的电缆

线。绝缘部分存在一个小洞都可能引起燃烧, 这种情况被称为绝缘失效

在使用ESU时应避免:

■ 有易燃介质存在时请不要激活ESU(例如, 尚未干燥的预制溶液、氧气)

■ 不要在发生器的顶部放置任何物品, 尤其是液体

■ 不要把活性电极的缆线绕在任何金属仪器上, 或与其他的电线绑在一起

在使用ESU做腹腔镜手术时, 还有其他的安全问题。包括:

■ 直接耦合

■ 电容耦合

■ 交流部位灼伤(可能在腹腔镜或开腹步骤发生)

直接耦合

这种情况发生在当活性电极的尖端与另一种金属仪器或任何导电的东西接触时。举个例子, 当活性电极绝缘不良时, 在此点会有电流产生并且灼伤任何与它接触到的组织。

电容耦合

当活性电极通过绝缘层将杂散电流引导到导体中时, 就会发生这种情况。举个例子, 一个绝缘电极周围环绕着一个金属套管针和一个塑料螺丝。这种情况会在有绝缘体的两个导体之间形成电流。

交流部位灼伤

当一个接地的ESU发生器产生的电流没有返回到发生器而是进入到另一个接地站点时, 这有可能引发交流灼伤。举个例子, 当单极活性电极被激活时, 产生的电流没有返回到负极片, 而是进入ECG电极。

手术排烟

当组织被ESU汽化时，会产生烟雾。文献提到手术烟雾的特性：

- 是一种致癌物；
- 含有病毒性DNA和细菌；
- 含有有毒气体和蒸汽（例如，苯、甲醛）；
- 具有刺激性。

必须采取预防措施防止手术团队人员和患者吸入手术烟雾。注册手术护士协会建议使用烟雾抽排系统，该系统对于所有需要使用ESU的外科手术，包括超声波检查都必需的。同时对于激光治疗以及开放性和腹腔镜手术也是必要的。

市面上有很多种高效过滤的烟雾抽排产品，排烟系统可以是以下之一：

- 手持设备；
- 连接到ESU顶端的设备；
- 连接着抽吸套管的设备。

速记。

在使用ESU的5 min内，空气中会弥漫着烟雾，其浓度是6万～100万个粒子/30 cm^3。

第十三章

外科能量平台和吻合设备

手术室有各种各样不同的外科能量平台和吻合设备。贯穿整个手术的过程,这些仪器设备能让外科医生快捷、准确地完成一台手术。其中能量平台可以控制出血和封闭血管;吻合设备可以精确地切割组织,并且会留下一排钉子。所以,对于器械护士、器械工程师、第一助手、巡回护士来说,准确的认识怎样安全的使用每一台仪器和了解每一台仪器的异同是至关重要的。

在这一章的学习中,你将会了解到:

- 能量平台的分类。
- 作用于不同组织的功效。
- 能量平台的设置、手柄和刀头。
- 安全须知。
- 不同类型的吻合设备。

不同类型的能量平台

有不同类型的能量平台,包括:

- 超声刀

- 高级双极
- 射频电刀
- 冷冻消融刀
- 微波消融刀

超声刀

超声波能以55 000转/s的速度通过组织进行振动,完成切断、凝合、汽化组织。汽化是指组织从固体变成气体的一个汽化的过程,也能扩大切面。超声刀的能量是从主机流向手柄,然后再流向组织产生功效。超声刀可以提供一个缓慢的和可控制的热量,所以,相比起其他电外科手术刀(ESU)来说对组织的损伤更小,同时,能用于开放手术和腹腔镜手术。

超声刀的组成部分:

- 主机
- 手柄
- 刀刃
- 脚踏(在不用手控的情况下使用)

超声刀的功效取决于:

- 与组织接触的时间
- 刀刃的咬合力度
- 组织的厚度和空间
- 能量级别

不同组织有不同的主机设置

- 第一级(高效凝合)
- 第二级
- 第三级(常规预设)
- 第四级
- 第五级(高效切割)

安全须知包括：

■ 检查手柄上小的零件和超声刀导线（尤其是在重复使用的时候）

■ 检查刀面

■ 注意观察主机温度（如果过热主机将关闭）

■ 如果组织在刀刃上的压力太高的话，主机会报警

不同类型的刀刃图13-1：

■ 尖刀状

■ 钩状

■ 剪刀状

一般有以下手术将会用到超声刀：

■ 袖状胃切除术

■ 腹腔镜胆囊切除术

■ 腹腔镜子宫切除术

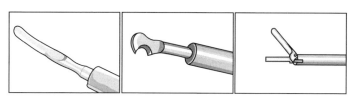

图13-1　从左到右：尖刀状、钩状、剪刀状

速记

提问：如果一个外科医生打算用超声刀为患者行胆囊切除术，你应该准备什么用物？

回答：你应该准备主机、手柄、刀刃（根据外科医生的偏好准备）、脚踏（在不用手控的情况下使用）。

高级双极

和常规的双极相似，因此，它的能量输出也是从主机流

向双极钳钳端、流向组织，再流回到另一端钳口，最后回到主机的循环过程。

高级双极的组成成分：

- 主机
- 连接线（如果不需要连接到手柄上）
- 手柄
- 脚踏（在不用手控的情况下使用）

对血管的功效：

- 切断
- 凝合

特性：

- 低电压
- 能封闭大约7 mm的血管
- 准确的处理和控制组织上的电流
- 脉冲式电流

在高级双极里，主机设置不需要多变，它只需要一个设置，这个设置可以将温度升到100℃，不要负极板，详见双极工作原理。

安全须知：

- 检查手柄上小的零件和连接线（尤其是在重复使用的时候）
- 检查刀面
- 注意来自于其他设备的电场干扰（如果有电场干扰需要让双极远离这些设备）

刀刃类型：

- 钳口式
- 铰链式和旋转式

以下手术可能用到高级双极

- 子宫切除术
- 输卵管结扎术

- 结肠切除术

射频电刀

这是通过电极产生低频率无线电波,形成摩擦和增高组织温度来达到功效的能量平台。

射频电刀(RF)的组成部分:

- 主机
- 连接线(双极或者单极线)
- 手柄
- 刀刃
- 负极板
- 脚踏(在不用手控的情况下使用)

负极板是一个回路电极,放置于手术患者身体上。

速记

不管是哪一种能量平台,都需要特别注意那些安放了心脏起搏器、植入物、心脏复律器、除颤器(ICD)的患者。因为能量工作平台会导致这些植入物失效,并且有可能破坏机器。因此,对于术者和麻醉医生来说,在手术中了解这一点是十分重要的,这类植入物很多情况下会转变成另外的模式。

低温RF的功效:

- 切割
- 凝合
- 发光
- 兼并双极性能

安全须知:

- 检查手柄上小的零件和连接线(尤其是在重复使用

的时候）；

■ 确保手柄和连接线正确连接。

不同的手柄包括：

■ 单机手柄

■ 双极手柄

■ 刀片手柄

不同的刀片可以附属在不同的手柄上：

■ 常规型

■ 精细型

■ 超细型

刀刃类型也有直的、弯曲的、环状的等。

以下手术可能会用到RF：

■ 眼外科手术；

■ 鼻腔手术（鼻甲切除术）

■ 扁桃体切除术

■ 心律失常的心脏射频消融术

冷冻消融刀

这是用一种极端冷冻的方式来破坏组织以达到效果。

组成成分：

■ 主机

■ 连接线（如果不需要连接到手柄上）

■ 手柄

■ 脚踏（在不用手控的情况下使用）

用途：

■ 解剖组织

■ 切除组织

■ 阻断组织

因为它能用于各种各样的外科手术，所以它的设置也是多样的。

安全须知：

■ 检查手柄细小的零件和连接线（尤其在重复使用的时候）；

■ 检查刀面。

以下手术可能会用到冷冻消融刀：

■ 射频消融

■ 眼外科

■ 子宫切除术

微波消融刀

这个刀有一个微波触角，这个触角可以直接伸到肿瘤中使用。来自微波的热量可以杀死肿瘤细胞和组织，它也可以达到相当高的温度来杀死相对比较大的肿瘤，其微波频率大约能达到900 MHz。

组成成分：

■ 主机

■ 连接线（如果不需要连接到手柄上）

■ 手柄

■ 脚踏（在不用手控的情况下使用）

主机的模式设置取决于肿瘤的性质。

用途：

■ 经皮手术（例如，经皮肾镜）

■ 腹腔镜手术

■ 开放手术

安全须知：

■ 检查手柄上小的零件和连接线（尤其是在重复使用的时候）

■ 注意来自于其他设备的电场干扰（如果有电场干扰需要让双极远离这些设备，例如，EUS）

以下手术可能用到微波消融刀：

- 肝癌的治疗
- 结肠癌的治疗

不同类型的吻合设备

吻合设备提供了一个快捷的方式来切断和钉合组织，有不同的形状和尺寸，选择它将取决于以下几点：

- 组织的厚度
- 组织的类型
- 患者的解剖
- 术者的偏好

功效：

- 压迫止血
- 钉线止血
- 切断组织

钉子一般是由钛合金或不锈钢的原材料构成，不会被溶解或吸收。

速记

因为钉子是金属材料构成的，所以在术前谈话的时候需要告知患者，在做MRI（核磁共振）时，他们将会被告知体内含有金属异物，钉子也会被MRI所影响到。但是不必担心，因为大部分钉子都是钛合金做的，所以不会构成什么危害。

钉子的类型和组织的对应关系：

- 直钉——针对交叉的组织使用（例如，结肠切除术）
- 圈钉——用于一些胃肠道手术（例如，痔疮或者低位靠前的切口）

■ 弯钉——用于低位的盆腔通路手术（例如，前列腺切除术）

■ 线性钉——用于开放手术中的交叉组织（例如，楔形切除或者结肠切除）

重装装置

重装装置是每次被放置于切割器上发射的钉子，它有特定的尺寸和形状，每个发射器只能用一次或者特定的次数，这些都是被厂家设置好的。

安全须知：

■ 厂家指导下使用，也就意味着如果厂家设置这个钉枪只能用5次，那么它的极限使用次数也就是5次；

■ 重装前，在盐水中清洗钉枪钳口，以免有碎的钉子卡住钉枪；

■ 对应的钉枪用对应的重装装置。

血管夹和多发装置

血管夹是可以夹在血管上来止血的单独夹子，它们也可以装在多发装置里以便可以连续发射。

血管夹的尺寸：

■ 小尺寸

■ 中等尺寸

■ 大尺寸

其他的多发装置被用于钉合大网膜或者其他软组织，例如在疝修补手术中，可以用于开放或者腹腔镜下的疝气手术。

多发装置有以下尺寸：

■ 4 mm钉

■ 4.8 mm钉

第十四章

手术敷贴

敷贴被运用在手术结束后,在掀开手术无菌巾之前,是粘贴于手术切口上的一种敷料。一旦无菌巾被掀开,敷贴就应该被贴附于切口上。对于患者而言,敷贴就像商品一样有许多不同的选择。

在这一章的学习中,你将会了解到:

- 敷贴的分类和切口愈合的类型。
- 运用敷贴的目的。
- 不同类型的敷贴和其相关产品。
- 敷贴运用的效果。
- 塑形品的原材料。

外科切口的分类

外科切口的分类是由疾病预防和控制中心(CDC)来定义的,有以下4种分类:

- 一级:清洁切口(没有被污染也没有炎症发生的切口);
- 二级:清洁—污染切口(在可控制的情况下,手术经呼吸道、消化道、生殖器、泌尿系统进入,并且没有异常感染的切口);

■ 三级：污染切口（有较大的切口、无菌技术有明显的缺陷，或者有明显的消化道内容物溢出，或者手术进入有急性炎症但未发生化脓的区域）；

■ 四级：感染切口（残留坏死组织的陈旧性创伤和涉及临床感染或者脏器穿孔的伤口）。

这些分类提示着感染的可能性，因此，以上数字级别越高，感染发生的风险越高。

速记

提问：如果要安排一台妇科诊刮术，这台手术的切口将是什么样的分类？

回答：诊刮术的切口要经过生殖器进入，因此考虑二级手术切口（即清洁—污染切口）。

敷贴可以在以下4种类型的切口上使用，但是有的切口不用敷贴，必须是开放的，这样恰好有助于切口愈合：

■ 需要密切观察切口情况

■ 让切口更容易清洁

■ 减轻皮肤和黏合性胶带的反应

■ 为患者带来更多的舒适度

切口愈合的分类

主要有下列3种不同的愈合方法：

■ 初级愈合：切口的边缘是被缝线和钉合器封闭

■ 二级愈合／粗糙愈合：切口是开放的并且是从下向上愈合

■ 三级愈合／初级推迟愈合：切口最初是开放的，数天后，通过初级愈合的方式愈合

运用敷贴的目的

使用敷贴的目的包括：

- 保护切口
- 引流分泌物
- 缓冲、支撑、固定切口
- 止血并降低死亡率
- 避免切口感染

敷贴的类型和生产商

敷贴的类型与生产商见表14-1。

表14-1 敷贴的类型和生产商

生产商	生产材料	用途
Cotton gauze abdominal (4 × 4)	纺织棉花	常规切口
Kling Webril	棉纺/无棉圈	四肢切口
Steri-Strips	防粘连膜	整形外科手术切口
DrainSponge	纺织棉花	引流口周围
Vaseline-gauze	被凡士林包裹的防粘连纱布	填塞切口
Adaptic	含硅胶的醋化纤维素防粘连纱布	大部分切口适用
Xeroform	含3%铋和一部分凡士林	整形外科
Gauze packing	多尺寸填充物	填充切口
Lodoform packing	含防腐剂	填充切口
Tegaderm (Opsite)	透明敷贴	静脉输液
Duoderm	水状胶质	暴露在潮湿环境的切口
Biopatch	泡沫	中心静脉
Paper tape	纸质	常规切口
Cloth tape	布制品	常规切口
Silk tape	银制品	常规切口
Adhesive tape	塑料制品	眼外科

生 产 商	生 产 材 料	用 途
Elastic adhesive	弯曲的纺织品	四肢的支撑
Abdominal binder	针织、有弹性	腹部外科
Montgomery straps	粘连膜	切口敷贴频繁更换

注：表格中提到的生产商均为国外生产商。

粘贴敷贴

在手术结束后，无菌巾掀开之前，敷贴必须贴好于切口上。外科医生或者是手术团队里的成员，都应该把手术衣和手套脱掉再来粘贴敷贴，表14-2里的产品都可以运用于粘贴切口，它们中的大部分都是低过敏性的、不含乳胶的。

速记

通常情况下，护士广泛运用Montgomery（蒙哥马利）绷带，它能保护皮肤的完整性。因为它可以保留在切口上数天，所以也就消除了每次都要更换的麻烦，并且它还能防止皮肤破裂，能和胶带、纱布、安全别针等固定物一起使用。

其他类型的切口

VACS（真空）切口：它是一种很难愈合的切口，传统敷贴效果不佳，在切口上产生一种负压吸引力，被广泛运用于手术室里的各种手术或者进行伤口清创的手术。

VACS（真空）的组成部分：

- 吸引泵
- 引流液收集器
- 各种尺寸的海绵敷贴

含银敷贴

含银敷贴是局部针对性敷贴,它含有银物质,并且能避免切口不被感染,有不同的尺寸和型号。

软硅胶敷贴

软硅胶敷贴含有3～5层,在手术室中,它是高风险压疮患者预防压疮发生的一个重要法宝,有不同的尺寸,优先运用到可能发生压疮的患者上。

皮肤替代品

有的时候,会用皮肤替代品来贴附于切口上,而不是用表面略薄的皮肤来移植。

- 活着的组织(例如,皮肤)
- 死亡的组织(例如,集成材料)
- 合成组织(例如,生物膜)

速记

有的时候考虑患者宗教信仰也很关键,因此,手术团队在宗教信仰这个观点上应该有更好的认识。并且在术前谈话的过程中,应该涉及运用动物的器官来作为手术植入物的这个话题,以免发生宗教上的伤害和一些有可能发生的诉讼。比如说犹太人、穆斯林和印度教信徒,他们不可能接受你选择用猪或者牛的器官来作为外科手术治疗的材料。

选用皮肤替代品的类型取决于以下几点:

- 外科医生的喜好
- 切口的位置
- 切口的类型

■ 制造商的说明书与产品的适应证

无论如何,切记有些皮肤替代品是取材于动物的器官组织,所以可能会与宗教信仰和文化理念产生冲突。

生长因子

生长因子是局部注射或者放置于切口上来促进切口愈合的。生长因子中含有许多蛋白质,例如细胞因子和氨基酸等,这些蛋白质有刺激细胞生长的作用。

以下是几种常见的生长因子

■ 表皮生长因子

■ 角化生长因子

■ 血管内皮生长因子

塑形品

塑形品可以放置于四肢或者身体的其他部位来起到支撑和固定的作用。

塑形品的原材料有以下几种:

■ 石膏

■ 玻璃纤维

塑形品的材料含有许多不同的尺寸,其中常见的尺寸有:

■ 7~10 cm(可以用在手臂)

■ 13~18 cm(可以用在腿部)

总的原则是,相对较小的四肢可以用小一点的塑形品,相对大一点的四肢可以用大一点的塑形品。

塑形品的临床运用

为了能更好地使用塑形品,有一些物品是必须存在的:

■ 塑形面(一些柔软的材料避免损伤患者的皮肤)

- 防水塑形面（这个夹板是可以沾水的）
- 弹力绷带
- 原材料（石膏、玻璃纤维）
- 温水（用于浸泡夹板来达到软化或者塑形的作用）

夹板

夹板是塑形品的一个重要组成部分，它可用于肿胀的四肢，但是它的支撑力远不如塑形品。为了更好地运用塑形品，一些原料是必须提供的，例如，石膏、玻璃纤维、金属品（一般针对手指使用）。

为了能更好地使用夹板，有一些物品是必需的：

- 塑形面
- 弹力绷带
- 布制绷带
- 塑形材料或者是一卷夹板材料，这些材料可以被剪成不同的尺寸
- 温水（如果是金属制品，就不需要）

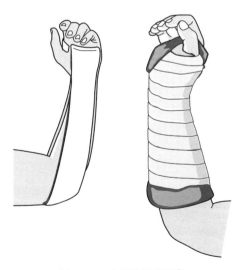

图14-1　夹板的运用程序

参考文献

Black, J., Clark, M., Dealey, C., Brindle, C. T., Alves, P., Santamaria, N., & Call, E. Dressings as an adjunct to pressure ulcer prevention: consensus panel recommendations. *International Wound Journal*, 2015 12(4), 484−488.

第四部分

其他注意事项

第十五章

药物处理

手术室是一个药物集中的区域。重要的是在无菌区域内外建立安全的流程，以防止药物错误的发生。美国每年至少有150万人因药物错误导致的损伤，在医院每年发生多达40万起与药物相关，且可预防的伤害事件（Nagarajan & Shrieff, 2017）。

在这一章的学习中，你将会了解到：

- 准备药物。
- 转移药物到无菌区域。
- 在无菌区域处理和管理药物。
- 处理药物。
- 化疗药物的处理。

制备药物（药物复合）

美国药师协会将药物复合定义为各种成分的混合，包括稀释剂、外加剂（药物的混合）、重新包装、重组和其他无菌产品的操作，以便为患者准备药物。许多机构建议，除非是紧急情况，否则应由药房准备无菌药品。制作最终复合产品必须在使用前1 h开始准备。

为了符合这些安全规定,手术室应该使用:

■ 由药房内和药房外提供,且随时可用的药物

■ 标准化的剂量,药物和浓度按规定的剂量提供

■ 自动配药装置,它可以帮助控制和减少误差,但不排除错误

■ 所有员工知晓高警示药物,以及容易混淆的药物名称

高警示药物是一类药物,如果使用不当有可能对患者造成伤害。安全药物实践协会(ISMP)列出几种属于这一类型的药物。

■ 肾上腺素受体激动剂,进行静脉注射(肾上腺素)

■ 中效的镇静剂、管制的静脉注射剂(咪达唑仑)

■ 神经肌肉阻断剂(琥珀酰胆碱)

■ 注射用氯化钠浓度($> 0.9\%$)

容易混淆的药物名称

药物的名称混淆可能导致错误,ISMP还发布了一份令人容易混淆的药物名单。其中包括书写相似和读音相似的药物,ISMP重新修正加黑加大的(大写)字母,以帮助人们注意区分相似药品(ISMP, 2017)。

一些看似和听似的药物包括:

■ 多巴胺/多巴酚丁胺

■ 芬太尼/舒芬太尼

■ 泼尼松/泼尼松龙

药物的转移

当药物转移到无菌区域时,创建一个安全的流程是很重要的,并且持之以恒。将有助于防止药物被污染和信息错误的风险。药物的转移有两方面的内容,涉及注册护士和注册

外科技术人员（CST）。

巡回护士的角色包括：

■ 使用转移设备（例如，过滤器管、针头、注射器），将药物从瓶/安瓿转移到无菌区域，倾倒会增加污染的风险；

■ 确保药瓶外包装完好，瓶塞无松动

■ 检查药物颗粒是否变色，一旦失效，不得使用

■ 检查有效期

■ 一次只调配一种药物

■ 与外科医生确认每种特殊药物的剂量限额

■ 与RN洗手护士/CST确认药物名称、强度、剂量和有效期

RN洗手护士或CST的角色包括：

■ 收到药物后立即贴上标签

■ 确保标签至少包括药物的名称、强度和浓度

■ 与巡回护士确认标签

■ 如果药物被转移到另一个容器时（例如，注射器），要确保前、后两个容器的标签相同

■ 确保丢弃无菌区内所有未标记的药物

速记

无菌水和生理盐水也被认为是药物，必须在无菌区贴上标签。大多数药物都是透明的，很容易被误认。即使生理盐水在该区域是唯一的药物，也必须每一次都给它贴上标签。

无菌区药物的处理和管理

在手术过程中由于工作繁忙，因此，需要谨慎处理药物。构建、坚持使用一个清晰的沟通流程是很重要的，可以减少任何潜在的药物错误的可能性。

药物的处理和管理应包括:

■ 在将药物传递给外科医生或手术团队的其他成员时,至少要清楚地说明药物的名称和浓度

■ 当工作人员休息或换班结束前,检查所有药物

■ 使用适当的容器以免影响药物治疗(例如,可接受塑胶杯)

■ 确认药物非液体形式(例如,软膏、凝胶剂),也可以放在一个塑料容器中,或者放在标有明确标签的无黏附垫上

速记

预先印好的药物标签,可以帮助员工清楚地标注药物的容器和注射器。当只使用一种浓度时,预先印好的标签上最好只包涵此浓度内容。否则,必须将浓度手动添加到预先印好的标签上。

处理药物

在手术结束时,任何未使用的药物都应按照当地、州和联邦法规以及个别组织制定的指导方针进行处理。

处理药物的一些常见方法包括:

■ 倒入专用的下水道

■ 空瓶被分类到特定的垃圾桶里

■ 特殊药物焚烧

■ 返回药房

■ 返回制造商

化疗药物的处理

化疗药物是致癌的、致诱变的或致畸形的抗肿瘤药物,

如果围手术期暴露于这些药物中,则会对健康构成威胁。

一些常用的细胞毒性药物包括:

- 丝裂霉素
- 可降解生物聚合物
- 甲氨蝶呤
- 阿糖胞苷

这些药物中有许多都是通过以下部位和方式在手术室进行使用:

- 膀胱滴剂(膀胱内的)
- 颅内滴注法
- 鞘内(脊髓内的空间)灌注

围手术期团队成员必须意识到化疗药物的危害,并妥善管理这些药物。常见的安全措施包括:

- 药物在药房准备
- 药物的运输应该在一个密闭的、防泄漏的容器中进行的,该容器贴上正确的标签
- 处理药物时,佩戴个人防护用品(PPE),包括一个带有液体保护的面罩、透气的或化疗专用的一次性衣服、2副无菌手套,使用一次性医疗器械,可以减少暴露于化疗药物中
- 给药期间未使用的化疗药物应丢弃在适当的处理容器中,这通常是一个标识为"细胞毒性废物"的生物危害容器

速记

提问:甲氨蝶呤必需鞘内给药,你是洗手护士,你应该穿什么防护装备?

回答:应该带有液体保护装置的面罩、透气的或化疗专用的一次性衣服以及2副无菌手套。

第十六章

麻醉

在手术室内进行的手术,大部分都需要不同形式的麻醉。围手术期护士在与麻醉医生的合作中起着重要作用,因此必须熟知与麻醉相关的原则。

在这一章的学习中,你将会了解到:

- 麻醉的类型。
- 美国麻醉学会(ASA)机体状况的分级。
- 镇静/麻醉的程度和麻醉的阶段。
- 患者的监护。
- 巡回护士的角色。
- 麻醉过程中的特别关注点。

麻醉类型

ASA认为麻醉是意识消失的一个持续过程,它有以下4种主要的类型:

- 全身麻醉
- 区域麻醉
- 中度/深度镇静镇痛
- 局部麻醉伴或不伴监护下麻醉管理(MAC)

全身麻醉

全身麻醉是药物诱导的无意识状态,因此,患者是无意识或无感觉的。因为患者可能会保留或不会保留自主呼吸,所以,这类麻醉需要面罩通气或气管插管,给药的方式依赖麻醉深度和麻醉状态。

全身麻醉的3个阶段:

■ 诱导——药物给予和气道保护

■ 维持——吸入麻醉药和/或静脉药物用于保持合适的麻醉深度

■ 苏醒——手术结束后患者从麻醉中苏醒

诱导药物

药物种类根据麻醉提供者的偏好、麻醉类型、患者机体状况和并发症而异。

药物可以是:

■ 吸入气体

■ 静脉注射(IV)

常用吸入气体包括:

■ 空气

■ 氧气

■ 二氧化氮

■ 地氟醚

■ 七氟醚

常用静脉药物包括:

■ 地西泮

■ 咪达唑仑

■ 丙泊酚

■ 芬太尼

常用肌肉松弛剂包括:

■ 琥珀酰胆碱(用于快速起效)

■ 罗库溴铵(用于快速起效和中等起效)

- 顺式阿曲库铵(用于中等起效)
- 维库溴铵(用于长时起效)

新斯的明是肌肉松弛剂的常用拮抗药,其应和抗胆碱类药物合用以防心动过缓。

气道管理设备

气道的安全管理依赖于:

- 鼻吸氧管
- 面罩
- 气管内(ET)导管
- 声门上通气装置/喉罩(LMA)

为了保证全身麻醉期间气道的安全,以下设备处于备用状态是很重要的:

- 吸引装置
- 口咽通气道
- 喉镜
- 气管内导管或喉罩
- 管芯(能置入气管导管,使管腔更坚硬)
- 胶布
- 可视喉镜

可视喉镜是一种不可或缺的视频喉镜,气道可视化利于帮助困难气道插管。

气管内导管可以是:

- 带套囊的
- 不带套囊的(常用于小儿)

气管内导管有许多型号,它的选择是根据患者气道大小而定,为 2.5～8 mm。

经鼻气管插管

有时,因为手术方式需要靠近口腔,患者需要经过鼻腔插入气管导管,再沿鼻咽腔进入气管而非口腔。

有以下设备处于备用状态是很重要的:

- 用温水软化ET管
- 大量润滑剂
- 麦吉尔（McGill）钳子（图16-1）来引导气管内导管
- 纤维支气管镜提供良好视野
- 鼻导管
- 血管收缩剂滴鼻减少出血并清理鼻腔

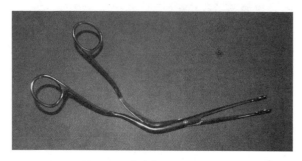

图16-1　麦吉尔（McGill）钳子

速记

提问：气管插管时需要什么设备？

回答：至少应有：喉镜、吸引器、口咽通气道、气管内导管或喉罩和胶布，同时如果需经鼻插管还需麦吉尔（McGill）钳子和润滑剂。

区域麻醉

区域麻醉是机体特定部位感觉丧失，局部麻醉药注入并阻滞该特定部位，这种阻滞可用于不同部位。如：

- 脊柱（蛛网膜下隙）
- 硬膜外（硬膜外腔）
- 骶管（骶骨，用于8岁以下患者）
- 外周（四肢）

很多时候，除非有禁忌证，否则在局部麻醉时需要使用镇静,以保持患者的舒适和消除周围环境的噪声(例如,骨科手术使用电钻)。

区域麻醉常用药物有:

- 利多卡因
- 丁哌卡因
- 芬太尼
- 吗啡

中度/深度镇静镇痛

中度/深度镇静镇痛,是患者需要静脉麻醉,使其能处于一种对语言有目的性地回复,并能对轻微触觉有反应的麻醉状态,常不需要气道或呼吸辅助。

中度/深度镇静镇痛麻醉常药物有:

- 地西泮
- 芬太尼
- 丙泊酚

局部麻醉伴或不伴MAC

局部麻醉是对机体特定部位的浸润或局部用药。当麻醉医生实施局部麻醉时,辅用静脉镇静并监护患者生命体征,即称为MAC,这种麻醉通常用于短小手术。

局部麻醉常用药物有:

- 利多卡因
- 丁哌卡因

麻醉方式的决定

采用何种麻醉方式,麻醉医生必须和患者及术者讨论。影响决定的因素有:

- 手术类型和手术时长

- 术者意愿
- 患者意愿
- 患者健康状况和既往史
- 术中体位

机体状况的分级ASA

ASA采用分级系统来判断患者术前的身体情况,从而评价患者耐受麻醉的程度,有以下6个等级:

- ASA Ⅰ级——正常健康的患者
- ASA Ⅱ级——轻微系统疾病患者(例如,高血压、糖尿病、吸烟)
- ASA Ⅲ级——严重系统疾病患者(例如,可控的充血性心力衰竭、稳定的心绞痛)
- ASA Ⅳ级——持续威胁生命的严重系统疾病(例如,有症状的充血性心力衰竭、不稳定心绞痛)
- ASA Ⅴ级——濒死,不手术无法生存的患者(例如,有血流动力学不稳定的脓毒血症、低体温)
- ASA Ⅵ级——用于器官移植的脑死亡患者

速记

提问:患者有二尖瓣脱垂,其ASA分级为几级?

回答:该患者可以分为ASA Ⅱ级,因为二尖瓣脱垂是机体可控疾病。

患者监护

有ASA制定的标准监护指南,围手术期团队应熟知这

些指南并能将其应用到患者。监护可能包括:

- 血压
- 脉搏氧饱和度
- 心电图
- 心率
- 体温
- 外周神经刺激仪(如果使用肌肉松弛剂)
- 二氧化碳图(二氧化碳浓度)
- 心前区或食管听诊器(评估呼吸音)
- 吸入氧分析仪
- 呼吸机
- 低压断开报警

吸引器

各类吸引管道和吸引头,在任何麻醉方式下都应处于备用状态。通常麻醉诱导前先以杨克式抽吸接头清除患者口腔内分泌物,之后用鼻胃管吸引胃内容物,这样可以防止麻醉苏醒期的反流误吸。

速记

成人麻醉期间的反流误吸发生率大约 4/10 000, 儿童约为 10/10 000, 所以,整个麻醉期间吸引装置处于备用状态是很重要的。

麻醉过程中巡回护士的角色

巡回护士在整个手术过程中和麻醉医生紧密配合,常见的巡回护士的工作包括:

- 帮助开通外周静脉和监护
- 在麻醉诱导时位于患者右侧提供帮助（例如，传递气管导管、吸引器、连接管路）
- 必要时提供环状软骨按压
- 帮助血压管理
- 手术结束时移除监护
- 麻醉后调整患者体位

环状软骨按压

手术开始和结束时，患者均有反流误吸的风险。有时，因为患者身体状况（怀孕）或饮食状况（饱胃）需要快速诱导。这就需要巡回护士在麻醉医生气管插管时提供环状软骨按压。至关重要的是护士知道在哪里和如何执行Sellick动作（也被称为环状加压，图16-2）。

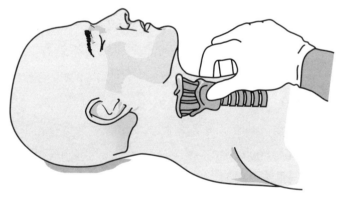

图16-2 环状软骨按压

环状软骨按压的步骤

- 用右手食指和拇指在环状软骨上向下按压（如果站于患者右侧）；
- 保持持续、稳定的压力直到麻醉医生说放手，一般是在气管导管植入、气囊充气、通气连接和固定牢固后；

■ 过早的放手会引起胃内容物涌出进入呼吸道。

麻醉过程中的特殊注意事项

恶性高热（MH）

恶性高热是一种与全身麻醉药物直接相关的致命性疾病与遗传病、使用吸入麻醉药和／或肌肉松弛剂氯琥珀胆碱有关，造成骨骼肌新陈代谢加速，初始体征和症状：

■ 心动过速

■ 二氧化碳水平升高

■ 肌肉强直

■ 高体温（通常迟发）

关于MH详细介绍详见第十七章。

速记

恶性高热发生率在儿童约 1/15 000、成人 1/500 000，对所有群体均有影响，但18岁以下男性发生率更高。

儿科患者关注事件

与儿科麻醉相关的事件如下：

■ 监护设备必须确保与儿童大小相匹配

■ 通常8岁及以下患儿在吸入麻醉下诱导

■ 通常8岁以上患儿在静脉药物下诱导

■ 允许一个父母可陪伴患儿进入手术室缓解焦虑

■ 保持正常体温

高龄患者关注事件

　　与高龄患者麻醉相关的事件如下：

- 药物循环缓慢导致起效缓慢，代谢延长
- 听力减弱可能导致苏醒期交流困难
- 保持体温正常
- 保持皮肤完整（例如，使用硅胶垫防止压疮）

第十七章

手术室里的并发症及应急事件

在手术室工作任何时刻都可能发生紧急情况,最重要的是应具备相应的知识和能力,能够快速对外科患者进行评估并提供相应治疗。手术室中常见的紧急情况包括机动车事故导致的各种损伤(例如,脾破裂、颅内出血或骨折)、主动脉瘤破裂以及肠梗阻。

在这一章的学习中,你将会了解到:

- 紧急情况下对患者的评估。
- 紧急情况下必需的器械清点和手术物品的准备。
- 血制品的使用。
- 急救车。
- 恶性高热(MH)。
- 特殊情况。

患者评估

在紧急情况下快速地对外科患者进行评估是非常必要的,以便准确地为患者提供正确的、最有效的治疗方法。

基本评估应包括以下几个方面:

- 气道

- 呼吸
- 循环
- 疼痛
- 神经系统
- 饮食情况（禁食：不经口进任何食物）

监测生命征和实验室结果，出现任何关键或异常结果应立即向麻醉医生和/或外科医生报告。

最危及患者生命的外科手术应优先进行，然后才严格遵从最干净（例如，无菌）到最脏（例如，污染）的原则进行手术。

紧急情况下一些额外的注意事项包括：

- 放置导尿管以便监测尿量
- 血制品的可及性
- 患者的冷或热
- 动脉置管或中心静脉置管

器械清点和手术用品准备

如果遇到危重患者，护士不应中断患者的护理来进行器械清点。但如果可能，应设法尝试清点容易丢失的物品（例如，纱布、缝线、刀片等），并且无菌区域内应该使用X线下可显影的物品。

无论是清点过的还是未清点过的物品，一旦患者情况稳定后，并且手术结束时，应请放射科医生进行便携式X线检查，以确保患者体内没有遗留任何手术用物。护理文书要准确地记录当时的紧急情况和无法进行清点的外科手术用物。

血制品的使用

由于血液和体液的流失，许多不同类型的血液制品可能会在紧急情况下使用。一些常见的血制品包括：

- 悬浮红细胞
- 新鲜冰冻血浆
- 血小板
- 冷沉淀

使用血制品时,需要对患者血液样本进行交叉配血试验,以确定血型和红细胞表面抗体。

血制品的使用通常需要:

- 输血前的正式检查程序和有资质的第二人核查
- 根据血制品选择正确的输血装置(例如,过滤器、管道)
- 使用血液加温仪维持正常体温
- 输血记录

使用血制品发生并发症必须立即报告,包括:

- 发热、寒战和皮疹(荨麻疹)
- 急性溶血性输血反应
- 血制品污染

速记

提问:输注一个单位的悬浮红细胞,你必须准备哪些东西?

回答:必须获得血制品、输血器、过滤器(如果需要)、输血文书、血液加温仪,与有资质的人进行双人核对。

术中紧急情况下的急救车

急救车,也称为代码车,位于手术室半限制区内的位置,以防发生紧急情况时方便使用。熟悉急救车车内的用物以及如何使用除颤仪是非常重要的。

急救车中的常见用物包括：

- 急救药品
- 静脉（IV）注射液体
- 20～60 ml注射器
- 中心静脉导管
- 动脉血气采集装置
- 心电电极片
- 动脉切开套件
- 动脉导管套件
- 吸引器导管

急救药品

急救车为成年人提供的一些常见的急救药品，包括：

- 胺碘酮：150 mg静脉注射
- 阿托品：0.5～1 mg静脉注射
- 氯化钙：0.5～1 mg静脉注射
- 多巴胺：800 mg/瓶，溶解于500 ml（5%葡萄糖注射液）或者普通的生理盐水中
- 肾上腺素：1：10 000，1 mg静脉注射
- 注射用利多卡因：100 mg/5 ml注射用
- 利多卡因：2 g/瓶，溶解于500 ml（5%葡萄糖注射液）或普通生理盐水中；
- 碳酸氢钠：50 mg/50 ml注射用
- 肾上腺素注射液：1：1 000，0.3 mg
- 盐酸钠诺酮：0.4 mg～0.8 mg/1 ml静脉注射

其中一些药物可以直接预抽在注射器内，以便使用时更方便、更快捷。所有药物的剂量都应与抽取人员进行检查和确认。

儿科急救用品

很多时候，由于药品剂量和用物规格，儿科患者与成人

有明显差异,为儿科患者特别准备一个独立急救车是很有必要的。

这辆急救车可以是:

■ 与成人相同,根据年龄和体型配备适当的设备、物品和药物;

■ 一辆配备复苏设备、物品和药物的转运车。

速记

通过拥有一辆有特殊颜色的急救车,设备和药物剂量,根据患者的体型配备,让围手术期团队集中精力处理紧急情况,而不是花心思计算药品剂量和气道大小。

除颤仪

除颤仪通常固定于急救车的顶部,当手术患者发生心搏骤停时可用于电除颤,以帮助恢复正常的心律。

心脏骤停包括心脏节律的改变,如:

■ 心搏停止(图17-1)

■ 心室颤动(图17-2)

■ 无脉性室速(图17-3)

■ 无脉性电活动

对患者进行心脏复苏的步骤包括:

■ 将除颤仪电极贴于到患者的胸部(图17-4)

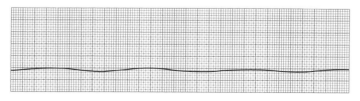

图17-1　心搏停止

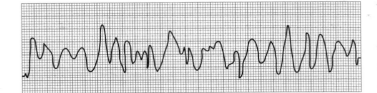

图17-2　心室颤动

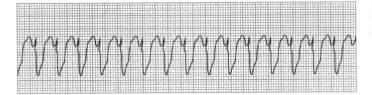

图17-3　无脉性室速

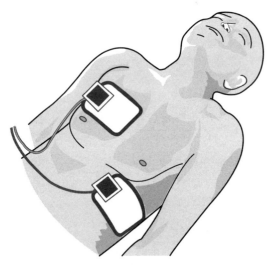

图17-4　除颤仪垫的位置

- 体外除颤时将除颤电极板置于患者的胸部
- 心内除颤时直接将除颤电极板放在患者的心脏上

表17-1描述了除颤仪设置。

在整个紧急情况下，如果有必要，心肺复苏将持续进行，直到患者病情稳定，再进行药物治疗。

表17-1 除颤仪的设置

	心 外 除 颤	心 内 除 颤
成人	120～200 J（双相的） 200～360 J（单相的）	＜50 J
儿童	2 J/kg（单相和双相）	5～50 J

速记

单极和双极除颤仪的区别在于电能通过患者的方式。要记住,在单极除颤仪中,通常设置要高一些。

附加检查

可能需要额外的实验室和其他类型的检测设备来评估患者的状态。一些常见的额外检查包括:

■ 动脉血气(用于检查血液的pH以及血液中氧气和二氧化碳含量);

■ 心包穿刺术(由于液体在心脏周围,导致心包腔内压力增加,而形成的心脏压塞);

■ 电解质(确定水、电解质紊乱/平衡和后续治疗);

■ 心肌酶(观察酶和蛋白质来确定心脏的损伤程度)。

恶性高热(MH)

恶性高热是一种与全身麻醉药物直接相关的、潜在的、致命的遗传性疾病,与吸入麻醉剂和/或肌肉松弛剂琥珀胆碱有关。因此,患者接受以下治疗,可能导致MH:

■ 吸入麻醉(例如,地氟醚、安氟醚)

■ 琥珀酰胆碱(例如,氯琥珀胆碱)

这被认为是一种紧急情况,如果不被发现,最终得不到治疗,它会在很短的时间内导致循环系统衰竭,甚至可能导致死亡。

MH的风险因素是：

- 儿童和年老的患者不常见
- 男性比女性患者更易受影响
- 牙关紧闭的阳性患者(锁腭),MH测试的发生率较高
- 在1/3牙关紧闭的患者中,给予琥珀胆碱后,有20%发生MH
- 骨骼肌疾病的患者风险更高

完善的术前检查,可以帮助确定可能出现MH症状或有MH风险的潜在患者。询问患者的常见问题包括：

- 是否有MH的家族史？
- 是否有因麻醉而导致的意外死亡或并发症？
- 是否有麻醉后高热、肌肉痉挛或深色尿的个人病史？

在手术室中,MH的典型表现包括：

- 心动过速(快速心率)
- 呼吸末(ET)二氧化碳的迅速上升
- 心律失常
- 酸中毒
- 高钾血症
- 肌紧张

早期的迹象表明,应该引起外科技术专家(CST)、注册护士(RN)或者第一助手关注的是：

- 心动过速和呼吸过速(快速呼吸)
- 呼吸末二氧化碳快速升高
- 持续的下颌紧张
- 钙石灰快速耗尽,"变成蓝色"
- 过热的钙石灰罐

钙石灰是一种化学物质,它被用作麻醉机的过滤器。这个过滤器从呼吸管路中去除二氧化碳。当患者的二氧化碳升高时,由于二氧化碳的迅速消失,纯白色的苏打水会变成蓝色,钙石灰罐也会变得很热。

治疗MH的方法包括：

- 阻断危险因素；
- 100%氧气吸入,过度换气；
- 给予丹曲林钠2.5 mg/kg静脉推注(按需重复)；
- 治疗高钾血症,碳酸氢钠1～2 mg/kg(按需重复)；
- 给患者降温(洗胃、患者周围或者创口内放置冰袋)；
- 监测动脉和/或静脉血气；
- 监测电解质和凝血功能。

美国恶性高热治疗协会在其网站上提供热线和详细信息,帮助医疗卫生提供者应对MH的患者,在每个手术室里都有这些信息是很重要的。

1-800-MH-HYPER

1-800-644-9737

www.mhaus.org

速记

提问：对危急的MH如何治疗？

回答：使用100%氧气进行过度换气,给予丹曲林钠2.5 mg/kg,静脉推注,用冰袋和/或洗胃来给患者降温。

特殊情况

在手术室里,许多特殊情况都可能以紧急情况出现,此类特殊情况如下：

- 子弹的取出
- 违禁品的取出
- 多发伤
- 正确脱下抗休克裤

子弹的取出

- 子弹不应该用金属仪器或金属容器来处理,因为有可能刮伤子弹或破坏表面。

- 一旦子弹被取出应放置在一个非金属容器中,按照国家的法律要求,提交给警方。

- 如果正在进行刑事调查,患者的衣物和财产也可以作为证据。因此,手术前应将衣服沿接缝和/或子弹或刺伤孔周围剪开。这些物品应该放在纸袋里,防止真菌生长,以免破坏或损害证据的完整性。

- 患者的陈述也应该被准确和详细地记录下来,应注意建立子弹的保管链,以及其他任何证据从移除点到病理学和执法部门的检查。

违禁品的取出

违禁品是指毒品、自制武器和其他非法装备。这些物品可以隐藏在患者身体腔内进入手术室,重要的是:

- 将违禁物品放入一个塑料容器中,以免损害其完整性;

- 根据国家的法律要求,向警方提交违禁品;

- 在刑事调查的情况下,确保患者的衣物和财产作为证据;

- 详细记录患者的陈述,并建立违禁品的保管链,以及任何其他证据从移除点到病理学和执法部门检查。

多发伤

多发伤可能需要多个外科医生同时对患者进行治疗。因此,这个过程可能需要多个洗手护士和多个巡回护士。适当地委派任务以最大限度地提供帮助是很重要的。此外,将优先处理最危及生命的损伤,这个决定由麻醉师和外科医生做出。

正确脱下抗休克裤

一条合适的抗休克裤可以用于创伤患者,例如低血容量休克时。如果患者发生低血压,这种加压的服装可以从患者的肋缘一直穿到脚踝处,并充气。当进行急诊手术之前,撤除抗休克裤时,切记不要突然脱掉,这一点很重要,而是要在监测患者血压的情况下再放气,以避免发生突然的血压下降或者休克。

临终关怀

在生命结束时,应该注意根据患者的个体文化差异和宗教信仰提供人文关怀。

注意事项包括:

- 呼叫神职人员
- 拥有和器官捐献协调员讨论器官捐献的机会
- 为患者提供恰当的舒适措施
- 提供一个特定的区域让家人私下与患者团聚
- 有一个缓和医疗机构/提供者,回答问题

速记

有三种情况可以进行器官获取:患者基于神经系统的死亡(脑死亡)、基于循环或者心肺标准的死亡,或者自愿捐献。例如,一个健康的患者捐献一个肾脏,在进行器官获取之前,患者达到循环或者心肺死亡的标准,家庭成员被允许在手术室目睹这一切,并且撤除生命支持系统等待死亡。由于在对患者实施生命救助措施时,手术室工作人员通常都会觉得,家庭成员的出现可能会给工作人员带来焦虑和不安的感觉。尽管如此,它还是可以帮助家庭成员在认识到器官捐献所带来的积极结果后,开始情感的治愈过程,这已经变得越来越普遍。

参考文献

Gysin, D. M., Khairallah, T. S., & Reef, M. Donation after circulatory death: Simulating and implementing family presence in the OR. *OR Nurse*, 2015. 9, 29−36.

第十八章
手术室实践中的法律问题

过去的几十年里,关于失职的诉讼大幅度地增加。美国医学研究所发表的、具有里程碑意义的著作《人非圣贤,孰能无过》称每年有4.4万～9.8万美国人直接死于医疗错误(唐纳森·科里根·科恩,2000年)。医疗事故导致了每年大约有10亿美元的花费,大量的时间、经费和精力都用于医疗事故的索赔以及诉讼中。患者安全意识与护士的警惕性在降低错误以及诉讼发生率上起到了关键的作用。

在这一章的学习中,你将会了解到:

- 常见的手术室并发症导致的诉讼。
- 限制医疗事故发生的方法。
- 诉讼案件的剖析。
- 常见法律条款和原则。

手术室常见并发症导致的诉讼

手术室常见并发症导致的诉讼有:

- 给药错误
- 外科异物遗留(RSI)

- 手术部位错误
- 外科烧伤（例如，电灼伤）
- 体位并发症

预防医疗事故发生的方法

预防医疗事故发生的方法包括：
- 准确、及时、完整的护理文书
- 及时报告不良事件
- 遵守本机构的工作准则以及流程
- 工作严谨、专注

护理文书

任何以书面记录、打印或者电子文书形式，记录患者病情的内容，必须准确、及时、完整，其内容记录是最好的防范与护理相关的法律索赔的依据。

文书记录必须做到：
- 真实
- 客观
- 完整
- 相关
- 保密
- 简明

患者护理信息必须确保安全、保密，未经授权不得泄露。因此，不可分享患者信息，不违反《医疗保险可携带性和责任法案》（HIPAA），该法案规定了，必须保护医疗保健患者的隐私以及他们的健康信息的私密性。

不良事件报告

不良事件指的是非例行或者非正常事件。不良事件报告系统可以及时通知风险管理部门，以便医院能够站在法律的立场上评估现状，并且提供额外的支持。这可能要求本机构做到公开报告此类不良事件，或者可能采取一些补救与预防措施，以避免今后不再发生。同时，当地应该要求将不良事件的报告作为其公共卫生法规的一部分。

不良事件包括：

- 现行事件
- 临界差错
- 潜在事件
- 及时制止

部分不良事件可能会需要或者导致健康管理部门介入调查，或者其他一些相关政府部门的介入调查。因此，不良事件的及时上报是势在必行的。

速记

提问： 外科手术已经结束，并且护士注意到电刀负极板粘贴部位发红，护士应该进行不良事件上报吗？

回答： 由于这不是常规发生事件，因此，护士应该上报该事件，以告知风险事件管理部门，同时这也应该告知外科医生以及护理主管，护理文书也应该完整记录，术后护理部分也要有后续跟踪记录。也许发红仅仅是皮肤对电刀负极板粘贴后的正常反应，但这也是需要记录在案的，并持续观察，因为它也有可能是一种电外科的灼伤。

制度与程序

制度与程序对每个组织来说都具有针对性，并且是基于文献中的证据。制度与程序应该定期由专业团队进行审核。通常来说，术中制度是由围手术期注册护士协会推荐的"围手术期实践指南（2017年）"和其他监管机构（如职业安全与健康管理局、疾病控制与预防中心）提出的建议来制定的。

诉讼案件的剖析

一个诉讼有很多个部分，每个部分之间相关性的语言会相互混淆。提起诉讼的个人/当事人是原告，被起诉的个人/当事人是被告。

诉讼通常有四个常见阶段：

■ 起诉阶段——这指的是原告对机构和（或）对医生提出的正式指控，包括投诉，然后是答复；

■ 发现阶段——这是在原告和被告（例如，机构和（或）医生）之间来回询问、记录和文件的准备，通常包括证词；

■ 预审阶段——如果没有达成和解，准备开始审判；

■ 审判阶段——在此之前，大多数案件都是和解的，或者可能在此之前停止，但是如果原告和被告之间不能达成协议。可能会选择陪审团，审判将开始，判决将宣告案件的结束。

医疗事故索赔的先决条件

医疗事故索赔有两个先决条件，这是在诉讼中胜诉的必要条件：

■ 原告/患者必须通过医疗鉴定，证明有违背医疗标准和实践原则的事件发生；

■ 原告/患者必须证明，违背情形导致医疗事故的发生，并且是造成伤害或死亡的直接原因。

诉讼时效

原告/患者可以对医疗事故采取行动的时间受当地法律的管辖。影响诉讼时效的注意事项：

■ 原告年龄以及行为能力（例如，婴幼儿或者无行为能力者不具备）；

■ 索赔或者渎职行为的性质（例如，过失行为、过失侵权行为、故意行为）；

■ 准确的职称、执照专业人员或专业的类型（例如，执业医师、技师、护士）；

■ 企业的性质或者结构（例如，公立医院、私立医院）。

由于诉讼时效制度是当地立法的结果，因此每地方都可能存在法律诉讼的不同时限。此外，根据联邦法律规定，在联邦医疗机构的医疗保险/医疗补助法规管辖或医疗事故诉讼中，可能会有额外的考量时间。

常见的法律条款和原则

医疗事故诉讼中常见的法律条款和原则：
■ 事实自证
■ 雇主负责制
■ 缺少知情同意

事实自证

事实自证理论，拉丁语称其为"让事件自己说话"，它排除了之前列出的在诉讼中需要被证明的两种元素。医疗服务提供者在拥有绝对控制权并且没有其他可能解释的情况下，原告可以在没有违背情形发生的先决条件下证明事件。

例如：
■ 外科异物遗留（例如，纱布、器械）
■ 外科手术中受到的烧伤

雇主负责制

对于受雇于医院的注册护士、经过认证的外科技术人员以及助理护士,均适用于雇主负责制。这个概念为在工作范畴内涉及法律诉讼的医疗服务的雇员提供了相应的保护。此条款不适用于独立的承包商(例如,私人医生),雇员将被提供辩护费用(例如,法律代表)和赔偿(例如,保险范围)。

索赔必须基于以下要素之一:

- 实施
- 行为
- 差错

执业范围外的行为(例如,袭击、欺诈),将被排除在雇主负责制所涉及的范围外。

速记

提问: 医院的一名护士下班后,在机动车事故现场,向行人提供护理服务。这名护士行为适用于雇主责任制吗?

回答: 不,由于这名护士当时没有在医院上班,所以他的行为不适用。

缺少知情同意

在对患者进行任何治疗之前,当地的法规均规定了知情同意的要求。诉讼赔偿的情形,除医疗事故外,通常还存在缺少知情同意的情况。

知情同意通常需要患者的理解:

- 治疗方案的本身
- 治疗方案的风险
- 治疗方案的优势
- 可替代治疗的方案

知情同意书必须向患者提供通俗易懂的语言。否则,就必须提供翻译设备（例如，电话翻译设备）。

患者签署同意书之前，必须向其提供：

- 浏览同意书的时间
- 提问的时间

速记

如果一个患者在没有签署同意书的情况下接受了外科手术，根据美国州刑法可以被理解为遭受袭击。

参考文献

Association of periOperative Registered Nurses. (2017). Guidelines for periop-erative practice. Denver, CO: Author.

Donaldson, M. S., Corrigan, J. M., & Kohn, L. T. (Eds.). (2000). To err is human: Building a safer health system (Vol. 6). Washington, DC: National Academies Press.

参考文献

American Association of Tissue Banks. (2017). *Standards for tissue banking* (14th ed.). McLean, VA: Author.

American Heart Association. (2016). *Advanced cardiovascular life support provider manual* (16th ed.). South Deerfield, MA: Channing L. Bete.

American Institute of Architects. (2014). *Guidelines for design and construction of hospital and health care facilities.* Dallas, TX: Facility Guidelines Institute.

American Society of Anesthesiologists, House of Delegates. (1999, October 13). Continuum of depth of sedation—Definition of general anesthesia and levels of sedation/analgesia (last amended October 15, 2014). Retrieved from http://www.asahq.org

American Society of Anesthesiologists Task Force on Prevention of Perioperative Peripheral Neuropathies. (2011). Practice advisory for the prevention of perioperative peripheral neuropathies: An updated report. *Anesthesiology, 114*(4), 741–754.

American Society of Anesthesiologists Task Force on Sedation and Analgesia by Non-Anesthesiologists. (2002). Practice guidelines for sedation and analgesia by non-anesthesiologists. *Anesthesiology, 96*(4), 1004–1117.

American Society of Health-System Pharmacists. (2015). ASHP guidelines on outsourcing sterile compounding services. *American Journal of Health-System Pharmacy, 72*, 1664–1675.

Anderson, D. J. (2014). Prevention of surgical site infection: Beyond SCIP. *AORN Journal, 99*(2), 315–319.

Association for the Advancement of Medical Instrumentation. (2014). *ANSI/AAMI ST79:2010 & A1:2010 & A2:011 & A3:2012 & A4:2013 (consolidated text): Comprehensive guide to steam sterilization and sterility assurance in health care facilities.* Annapolis Junction, MD: Advancing Safety in Medical Technology Publications.

Association for the Advancement of Medical Instrumentation. (2015). *Sterilization, Part 1: Sterilization in health care facilities Volume 1.* Annapolis Junction, MD: Advancing Safety in Medical Technology Publications.

Association of Operating Room Nurses. (2017). *Perioperative standards and recommended practices*. New York, NY: Author.

Association of periOperative Registered Nurses. (2017). AORN comprehensive surgical checklist. Retrieved from http://www.aorn.org/guidelines/clinical-resources/tool-kits/correct-site-surgery-tool-kit/aorn-comprehensive-surgical-checklist

Association of periOperative Registered Nurses. (2017). AORN safe patient handling pocket reference guide. Retrieved from https://www.aorn.org/guidelines/clinical-resources/tool-kits/safe-patient-handling-tool-kit

Association of Surgical Technologists. (2010). AST standards of practice for ionizing radiation exposure in the perioperative setting. Retrieved from http://www.ast.org/uploadedFiles/Main_Site/Content/About_Us/Standard%20Ionizing%20Radiation%20Exposure.pdf

Barash, P. G., Cullen, B. F., & Stoelting, R. K. (2015). *Clinical anesthesia* (7th ed.). Philadelphia, PA: Lippincott Williams & Wilkins.

Bashaw, M. A. (2016). Guideline implementation: Processing flexible endoscopes. *AORN Journal, 104*(3), 225–236.

Bhatt, A., Mittal, S., & Gopinath, K. S. (2016). Safety considerations for Health care Workers involved in Cytoreductive Surgery and Perioperative chemotherapy. *Indian Journal of Surgical Oncology, 7*(2), 249–257.

Bouyer-Ferullo, S. (2013). Preventing perioperative peripheral nerve injuries. *AORN Journal, 97*(1), 110–124.e9. doi:10.1016/j.aorn.2012.10.013

Burcharth, J., & Rosenberg, J. (2013). Animal derived products may conflict with religious patients' beliefs. *BMC Medical Ethics, 14*(1), 48.

Centers for Disease Control and Prevention. (2016). Guidance for the selection and use of personal protective equipment (PPE) in healthcare setting. Retrieved from http://www.cdc.gov/HAI/prevent/ppe.html

Centers for Disease Control and Prevention. (2017). Guidelines for preventing surgical site infections. Retrieved from https://www.cdc.gov/infectioncontrol/guidelines/ssi/index.html

Cherry, B., & Jacob, S. R. (2016). *Contemporary nursing: Issues, trends, & management* (7th ed.). St. Louis, MO: Elsevier Health Sciences.

Covidien. (2013). Principles of electrosurgery. Retrieved from http://www.asit.org/assets/documents/Prinicpals_in_electrosurgery.pdf

Criscitelli, T. (2016). Caring for patients with chronic wounds: Safety considerations during the surgical experience. Association of operating room nurses. *AORN Journal, 104*(1), 67.

Davis, P. J., & Cladis, F. P. (2016). *Smith's anesthesia for infants and children* (9th ed.). New York, NY: Elsevier.

Falk, S. A., & Fleisher, L. A. (2017). Overview of anesthesia. In S. B. Jones (Ed.) *UpToDate*. Retrieved from https://www.uptodate.com/contents/overview-of-anesthesia

Fencl, J. L. (2017). Guideline implementation: Surgical smoke safety. *AORN Journal, 105*(5), 488–497.

Food and Drug Administration. (2014). Medical device tracking—Guidance for industry and Food and Drug Administration staff. Retrieved from https://www.fda.gov/downloads/MedicalDevices/DeviceRegulation andGuidance/GuidanceDocuments/UCM071775.pdf

Hicks, R. W. (2014). Understanding medication compounding issues. *AORN Journal*, *99*(4), 466–479.

Hopper, W., & Moss, R. (2010). Common breaks in sterile technique: Clinical perspectives and perioperative implications. *AORN Journal*, *91*(3), 350–367.

Institute for Safe Medication Practices. (2017). ISMP list of high-alert medications in acute care settings. Retrieved from http://www.ismp.org/Tools/institutionalhighAlert.asp

James, J. T. (2013). A new, evidence-based estimate of patient harms associated with hospital care. *Journal of Patient Safety*, *9*(3), 122–128.

Kenters, N., Huijskens, E. G., Meier, C., & Voss, A. (2015). Infectious diseases linked to cross-contamination of flexible endoscopes. *Endoscopy International Open*, *3*(04), E259–E265.

Kohn, L. T., Corrigan, J. M., & Donaldson, M. S. (Eds.). (2000). *To err is human: Building a safer health system*. Washington, DC: National Academies Press.

Liang, P., Yu, J., Lu, M.-D., Dong, B.-W., Yu, X.-L., Zhou, X.-D., . . . Lu, G.-R. (2013). Practice guidelines for ultrasound-guided percutaneous microwave ablation for hepatic malignancy. *World Journal of Gastroenterology*, *19*(33), 5430–5438.

Malignant Hyperthermia Association of the United States. (2017). What is malignant hyperthermia? Retrieved from http://www.mhaus.org

Nanji, K. C., Patel, A., Shaikh, S., Seger, D. L., & Bates, D. W. (2016). Evaluation of perioperative medication errors and adverse drug events. *Journal of the American Society of Anesthesiologists*, *124*(1), 25–34.

Occupational Safety and Health Administration. (2011). OSHA fact sheet: Personal protective equipment (PPE) reduces exposure to blood borne pathogens. Retrieved from http://www.osha.gov/OshDoc/data_BloodborneFacts/bbfact03.pdf

O'Grady, N. P., Alexander, M., Burns, L. A., Dellinger, E. P., Garland, J., Heard, S. O., . . . Weinstein, R. A. (2011). *Guidelines for the prevention of intravascular catheter-related infections*. Atlanta, GA: Centers for Disease Control and Prevention.

Phillips, N. (2017). *Berry & Kohn's operating room technique* (13th ed.). St. Louis, MO: Elsevier Health Sciences.

Putnam, K. (2015). Guideline for prevention of retained surgical items. *AORN Journal*, *102*(6), P11–P13.

Ray, M. J., Lin, M. Y., Weinstein, R. A., & Trick, W. E. (2016). Spread of carbapenem-resistant Enterobacteriaceae among Illinois healthcare facilities: The role of patient sharing. *Clinical Infectious Diseases*, *63*(7), 889–893.

Rothrock, J. C. (2015). *Alexander's care of the patient in surgery* (15th ed.). St. Louis, MO: Mosby.

Spruce, L. (2017). Back to basics: Sterile technique. *AORN Journal*, *105*(5), 478–487.

Squeo, R. (2015, July 21). WISCA. Top clinical concerns related to surgical gloves. Retrieved from http://www.wisc-asc.org/news/242516/Top-Clinical-Concerns-Related-to-Surgical-Gloves.htm

Zimlichman, E., Henderson, D., Tamir, O., Franz, C., Song, P., Yamin, C. K., . . . Bates, D. W. (2013). Health care-associated infections: A meta-analysis of costs and financial impact on the US health care system. *JAMA Internal Medicine, 173*(22), 2039–2046.

索　引

书　　名	手术室护士快速入门	
	Shoushushi Hushi Kuaisu Rumen	
著　　者	[美] 特雷莎·克里斯蒂力	
主　　译	李　琦　　董佩娴　　杨丹丹	
责任编辑	芮晴舟	
装帧设计	南京展望文化发展有限公司	
出版发行	上海世界图书出版公司	
地　　址	上海市广中路 88 号 9–10 楼	
邮　　编	200083	
网　　址	http://www.wpcsh.com	
经　　销	新华书店	
印　　刷	上海景条印刷有限公司	
开　　本	890 mm× 1240 mm　 1/32	
印　　张	7	
字　　数	156 千字	
印　　数	1–3000	
版　　次	2019 年 7 月第 1 版　　 2019 年 7 月第 1 次印刷	
版权登记	图字 09–2018–946 号	
书　　号	ISBN 978–7–5192–5773–6 / R · 485	
定　　价	60.00 元	